你可以不老

——世人的抗衰寶典

高雲·著

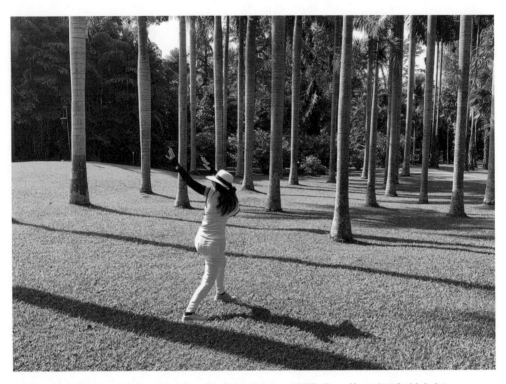

「做不老青春派，逆齡回春派，健康長壽派，讀懂我，你已經勝利在握！
首創和獨特的延緩衰老秘訣，讓你也可以不老！」八十二歲近照。

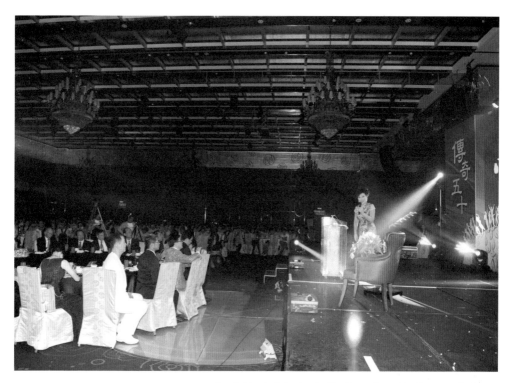

全球弟子慶祝恩師傳法五十週年的千人盛典。

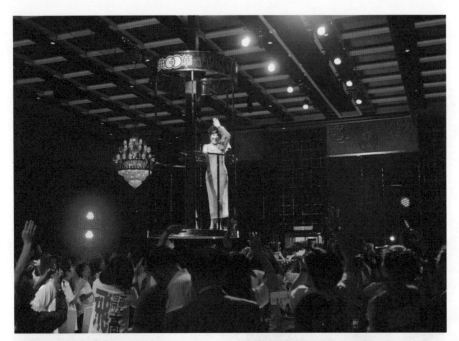

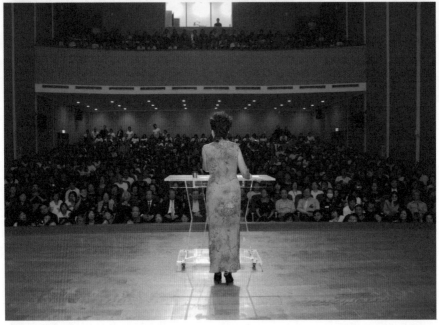

到世界各地演講：健康是可以管理的，衰老和疾病也是可以自癒的，
只要覺悟，就會活出精彩超凡的人生。

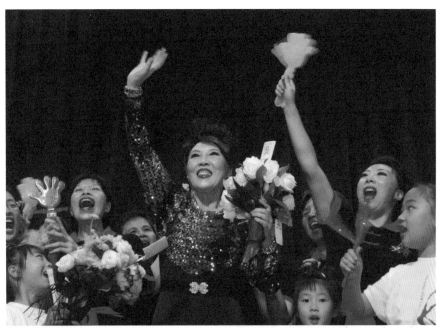

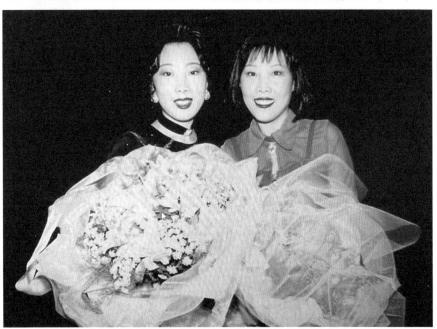

女兒白雁傳承三十年，母女相差三十歲。

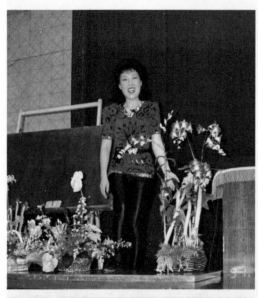

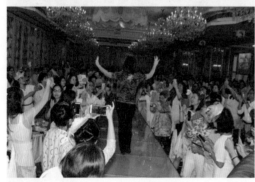

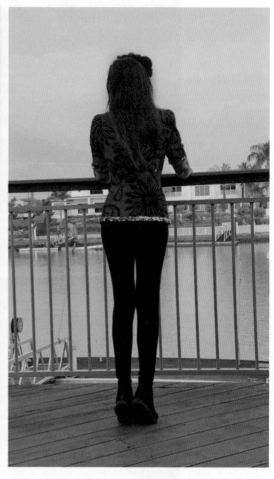

身材是健美的標誌，三圍是青春的尺度。分別在五十歲（左上）、八十歲（左下）和八十二歲（右）穿上同一件授課衫，展示了三十年不變的三圍。

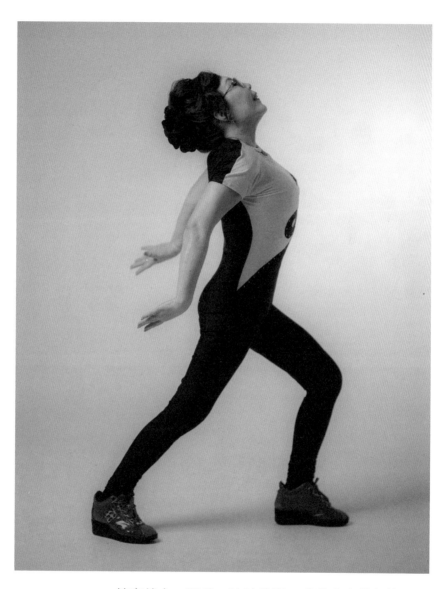

健康就在一陽升。法於陰陽，啟動生命的超能量，
提升生命的品質。

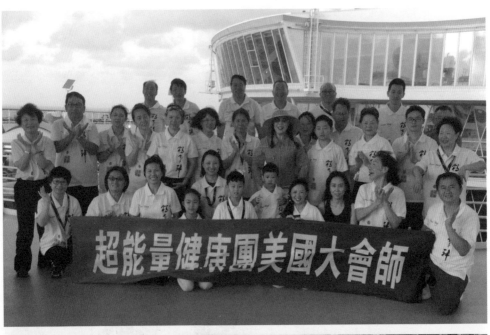

超能量健康團美國大會師

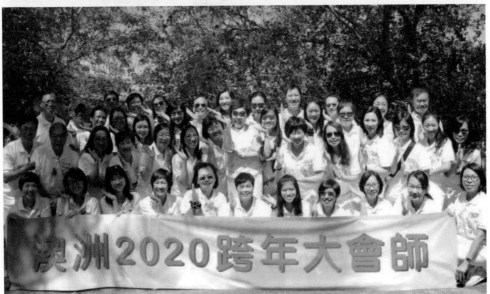

澳洲2020跨年大會師

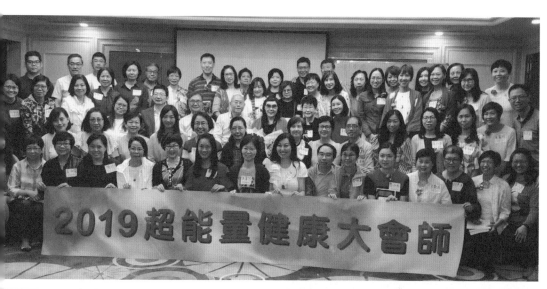

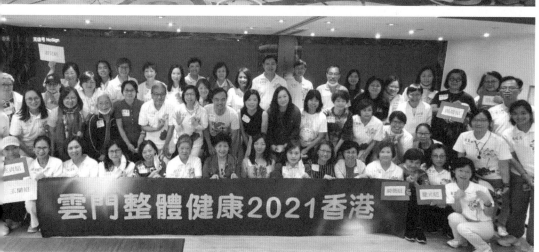

到大自然中旅遊充電。打破衰老的魔咒，人人可以青春無限。

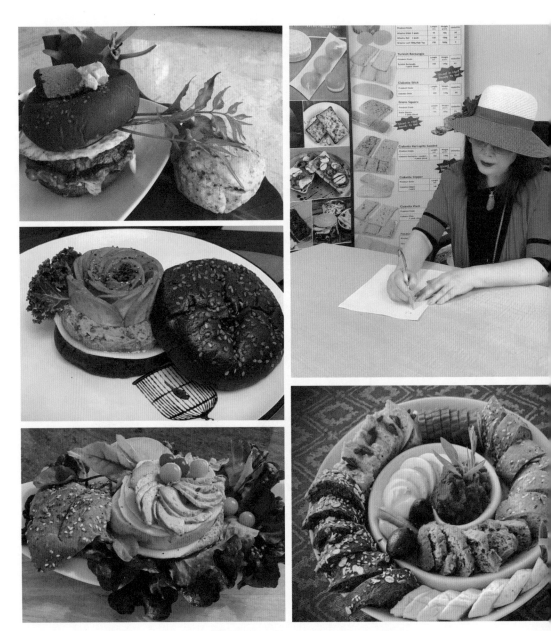

「智慧的舌尖選擇！」全球獨家首創的營養功能性食物，將五行五
色調補五臟自癒力。你可以驚訝地發現食物的力量：帶有療癒功能
的食物，真的可以使你恢復健康，青春慢老。

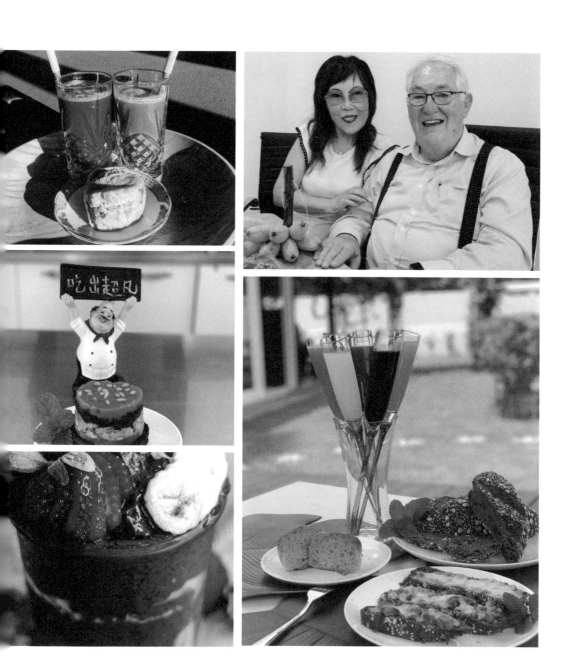

美味有機療癒功能飲：黃金海岸前市長 Lex Bell 參加食療療程，
認同功效，支持以健康飲食幫助癌患。

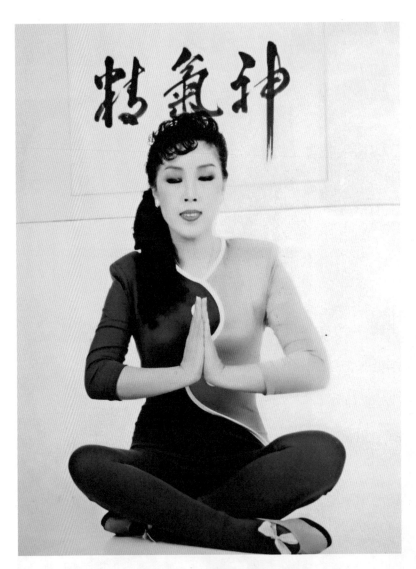

靜坐靈修，乃是增加人之三寶「精氣神」的絕妙法門。

後面寫著的精氣神三字是我的書法。

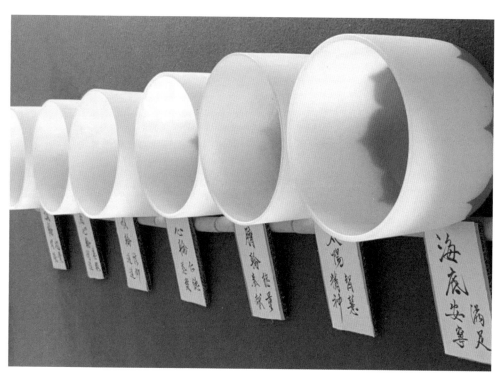

用頌缽療癒靜坐者心靈，使其進入身心靈深度放鬆的狀態，
啟動掌管人體的七個脈輪，加速細胞修復，打開心靈的枷鎖，
平衡腦波，振興生命正能量。

【逆轉篇】

第一章　神奇逆齡路

第二章　生存迴路的密碼

第三章　衰老如賊，偷走壽命

【致老篇】

第四章　依西醫衰老學說創抗老妙法

前言

致對健康和抗老失去信心的人

人生中，我們可以自主控制的，包括健康和快樂，長壽和青春，可以遠遠超出我們的想像。每個年齡段，都可以盡顯年輕的風采，展現青春榜樣的力量。

生命，是脆弱與短暫的

活到今天，我這一代人，大多已離開這個世界了，剩存者，或是蒼老不堪，或患多種的病痛，終日與藥為伍。輝煌早已經過去，只等待生命的終場了！

活到今天，環顧四周，更加體會：

生命，是脆弱的，短暫的，可以在不經意的下一秒失去。

一個富翁，在醫院大把的撒金錢的畫面，讓更多人明白：當得了絕症要離開這個世界的時候，突然發現努力一輩子拼命賺來的錢，如廢紙般的沒有用。它不能買來最根本的東西：健康、青春、壽命。

殘酷的人生經歷

凡經歷皆為饋贈。

苦難化成我人生最寶貴的財富。

一、人生最大的災難是戰爭。我經歷了砲火和戰爭。逃難、恐怖的砲聲、在床下躲轟炸，成了兒時的記憶。

二、人生最大的磨難是無法擺脫纏身的疾病。從殘弱的父母遺傳的胎中病和少年病，使我童年飽嚐病弱和痛不欲生的滋味，也失去了二十多歲時最美青春年華，因過早地衰老，外貌及身材似中年婦女。

三、人生最大的悲哀是面對生老病死的無奈。眼見的是病弱殘障的父母與疾病掙扎，幾乎是苟延殘喘，藥不離身；抱著被診斷患先天性心臟病、整夜哭鬧的女兒，加上祖輩癌症的遺傳基因，如同揮之不去的魔咒，籠罩著我的天空。

曾經歷過早的衰老

衰老和死神，與我步步相隨。然而，我不能死，因為我承擔著為人女、為人母的責任。健康不只是個人的事，是一個家庭的命運和根基。

青春也不是個人的事，而是面對生老病死的認知和生命的態度。母親見我身體病痛如此多，悲嘆地說：「這可如何是好？你是『半殘廢』呀！」我忍著眼淚說：「不！媽媽，從今以後，我是『伴殘廢』。我作為長女，要一生一世伴隨著您，您殘而不廢，您會長壽到老。」

我說到做到了！一百年來，父母、我、女兒三代人，無數次的越過死蔭的幽谷。

殘母活到百歲，在美國上了電視專訪節目；我醫好了心臟病的女兒，帶她到三十餘國演講，如今年過半百的白雁成為聞名國際的健康導師。

我年已過八旬，精力、體力、內外生理健康年齡卻比同齡人年輕三十歲。我們三代人的傳奇，造就了無數人重返新生命的傳奇。

生命最終的守護者是自己

時光只會對哀嘆的人留下衰老痕跡。逆境中拼搏出一條生路，面對無常的世界，赫然發現：

每個人都有天然的自癒能力，信心能調動自身正能量、創造奇蹟。

為了先知自己而後知世界，我選學醫科，而我作為醫生的最大收穫，就是在絕望的低谷，從道家文化中找到了一條返轉生命的途徑。

在苦難的磨礪中，從對生命的反思和目標的追求，讓我終於看

清自己曾經被傳統、疑慮、懶惰束縛了，一旦明白，就會發現，原來人生中我們可以控制的部分，包括健康和快樂，長壽和青春，可以遠遠超出我們的想像。每個年齡段，都可以盡顯年輕的風采，展現青春榜樣的力量。

我認識到虛弱、病苦、早衰、死亡的威脅，在醫藥無救的苦難下，不願坐以待斃，自我挽救健康，自塑健康青春美麗，成為不老典範。在這條康莊大道上，皆因我前面有追求的目標，那就是：以整體健康，達自主生命。在「自我實現需求」中，我們滿足了人類最高級的需求。

人生在於抉擇

生命，雖然是脆弱與短暫的，其實也是可以逆轉的。

我們不能夠選擇自己的處境，但是至少可以選擇自己的人生目標。

我們無法預判前面的障礙，但是我們可以選擇跨越這些障礙的方式。

五十六年從事健康教育中，我聆聽過無數面對疾病和衰老的無奈哭訴，尤其是面臨死亡的時候，感到懊悔、徬徨與無助，沒有勇氣面對而選擇逃避。然而，這就是人生必經的過程，誰也無法逃避。

勵志精典，開卷有益

一個人的成功靠的不是運氣，而是人的抉擇能力。為自己此生做最「明智的選擇」吧！希望你也如同我全球弟子們一樣，從此突

然蛻變，成為不老逆齡族。但願你，從今天開悟，決定對自己的生命，負起完全的責任，你便會遠離對衰老和病痛的恐懼和焦慮，一年內躋身健康逆齡隊伍之列，二十年後，你將像我一樣，比任何人都年輕至少二十歲，更新生命和逆返青春的夢想，就必能實現！

這本書是可以預測未來的抗衰老新概念。我所有的方法和理論，都講究前瞻意識、首創和獨特。因為，只有獨闢蹊徑，擺脫人云亦云的模式，做出原創性貢獻，才值得半個世紀獨佔鰲頭。

我的生理年齡只是個數字，延緩衰老的秘訣都在《你可以不老——世人的抗衰寶典》一書中。

從此以後，做不老青春派！逆齡回春派！自主生命派！健康長壽派！讀懂我，你已經勝利在握！

自序

青春可以無限

凡逆境皆為饋贈。

一個人，歷經滄桑和耄耋之年，就該是風燭殘年老朽不堪了嗎？

不！年齡只不過是數字，我就是為了打敗歲月而存在。

讓別人「小」看你

上世紀八十年代初，我受美國自然療法機構邀請講學，兩年的時間，掀起了南北美洲中華文化整體健康法大風潮，遂於一九九〇被評選為美國加州十大名女士，至今被三十三個國家邀請演講，收穫無數洋人對東方文化的讚美。

每當在演講會出現，總是給眾人驚喜。除了學歷和經歷外，演講會主持人經常會在介紹詞中，特別描繪我的身材是「curvy」（凹凸有致的）和「slender」（性感有曲線的）。

當觀眾聽到我的年齡，最常說的一句話是：「I cannot believe it! 簡直難以相信！」

在台北慶祝傳法五十周年的大典上，大家舉起手機搶拍。他們保存在手機首頁，給家人和朋友炫耀：「這位不老女神是我的恩師，是維護我們健康的媽咪，你們猜猜她的年紀？」

他們得意得很，因為友人口中發出不可思議的讚嘆和出現驚訝神情！

學員們說：「不可思議吧？但她真真切切地存在於我們生命中的每一天，我們在她愛的懷抱中，越來越年輕，成為逆齡族群。」

青春時代失去了青春

我的遭遇是獨特的。我出生在抗日戰爭年代。一九三七年，母親在日軍轟炸盧溝橋的戰火中截肢，父親身患晚期肺結核，在死亡線上掙扎，在雙親殘病的基因下，我遺傳了虛弱多病的體質，從出生便注定了一生要為健康而戰。

三次與死神擦身而過，五臟六腑俱損，多種病痛纏身，使我在

二十多歲沒有美麗的肌膚，只有浮腫沉重的身體，枯黃的頭髮，暮氣沉沉的形象，何談青春美麗年華？

我的人生魔法：逆為仙

我選擇了學醫，想挽救父母和自己的身體健康。在我生命中最黯淡的時刻，開始潛心研究「道家養生學」。道家鼻祖張三豐《無根樹》中的警世真言說：「順為凡、逆為仙，只在中間顛倒顛。」說的是，逆行路是重新返先天的修為，如果修成就離成仙近了一步。讓我得以反思覺醒，人不能選擇出生的環境，但能決定的是，自己成為什麼樣的人。所以，我要逆為仙的活著，超凡的活著，有價值的活著。

生存迴路，完成生命的逆轉

我只有選擇逆著時間追回歲月，因為，我沒有年輕的資本可以保持，我的健康恢復，青春的失而復得，都是由於我向命運爭戰，要麼坐以待斃，要麼就拼出一條活路來，健康成了我的夢想和奢求。

衰老是女人的死穴，時光在每個人身上刻劃著生命的年輪，我選擇走入逆行慢老軌跡，轉動時間的魔法，從既成的模式脫離常軌，完全顛覆常規。因為選擇了「逆修」之道，我成功地完成了生命逆轉。

值得思考的是：時光的刻痕在我身上開始走得慢了！因為擅長全方位整體健康法，我用逆行路改造了自己。從此脫胎換骨，瞬間劇變，病痛不再，皮膚亮麗，體形從圓桶形變成沙漏形。我基本上

做到了五十年體重、體形、心態三不變，體重始終保持在四十九至五十一公斤。從三十歲開始找回了青春，三十至五十歲回春，五十至六十歲凍齡，七十至八十歲才到中年。忘齡、忘老、忘憂，是目前的常態。

創立獨樹一幟的健康抗衰新途徑

衰老是萬病之源。我潛心五十六年研究並實踐抗衰老之法，給現代人提供延緩衰老的道路。這條路成功地帶領數十萬人重返健康青春。

穿越亞馬遜熱帶雨林尋找神奇抗癌藥物、在巴西找到超強能量戰神食品、登上印加文化的古蹟馬丘比丘，訪印度的古瑜珈師、了解埃及金字塔不腐之秘，探索路克索療癒牆的心療智慧、與尼泊爾修行者以心靈能量繪製唐卡、尋找墨西哥的神秘國寶食物和德國的自然療法生物能量儀器……環球探秘踏一百三十三國，大大豐富了我的健康回春逆齡方程式。

延長青蔥歲月，健康美麗至老，是每個生命此生最值得的一件事。這是一個多麼美好的境界啊！因為，人的生命只有一次，我沒有因蹉跎歲月而悔恨，也沒有因逆境而敗陣，我此生最大的快樂就是幫助人找回失去的年華和健康。這也是我生存的價值。

老化可以醫，人人可以青春無限

如今八十二歲，各項健康檢查指標完全正常，令醫生也驚訝，覺得不可思議。

我擁有比年輕時更大的活力，為病患斷症思維敏捷，為了幫助

眾人快速恢復健康，常常連續工作十幾個小時，卻也不覺勞累，堅持數十年如一日，四處演講，為社會做貢獻。我要深深地感謝上天給我的神奇魔法！

在世界各地巡迴演講千場的大會上，每次一定都有人提問：「您是怎麼做到的？有什麼抗老秘訣呢？」

我總是回答：「我本沒有青春，疾病和衰老讓我向命運挑戰，向天奪命，延緩衰老，找回歲月。」對抗衰老是每個人一生的任務，因為「機體老化是病，衰老是萬病之源」，人因早衰而病，與其整天吃藥打針，還不如將生命迴路，讓時間、信心、自然力療癒一切的疾病和衰老。

啟示金句

繼二〇一九年出版《八十不老傳奇》後，這本《你可以不老——世人的抗衰寶典》，揭示了對當今人類最有效的全方位抗衰秘訣，從中西醫學角度，公開不一樣的防老延壽智慧，是國際風行五十餘年獨一無二的回春妙法。

願天下人，祛病逆齡，健康長壽，享受自主生命精彩人生，人人可以青春無限！

推薦文章

她的生命如一朵蓓蕾

奇蹟多是在厄運中出現的。

——（英）培根

過去對高雲女士不大了解，只知道她是創造奇蹟的人！

　　我與她的交往，似淺若深。我是在朋友的介紹中認識她的，那是四十多年前的事了。她應邀到香港中文大學演講，知道我常年有胃病，特別跑到我侷促的舍下為我診治，施以發氣治療，並授我三線放鬆法，使我解脫了長期的失眠症，令我很是感動。此情此景，歷久不忘。

　　此後她到了美國，我們各自為事業忙碌，雖然疏於聯繫，情誼仍在。

　　年前她來了香港，特地輾轉通過朋友聯繫我，約時間一敍。

　　四十載悠悠歲月過去了，竟然沒有在她的臉上及身上留下多少風霜痕跡，令我吃驚。

　　我想，古希臘哲人說，人世間有許多奇蹟，而人比所有奇蹟更神奇——信然。

　　我想，她的修煉也許已達到爐火純青境界，猶如金庸武俠小說筆下的童子功——可以返老還童吧。

　　不過，回頭一想，這不過是小說吧，還有比小說更小說的嗎？

　　我不禁有一種探索奇蹟背後故事的衝動。

　　後來才知道她的母親在如花年華的十九歲便截肢殘廢；她的父親二十一歲患晚期肺結核。她的出生便注定了一生要與病弱和命運爭戰。父母憑著她獨特的養生法和信仰，戰勝病魔，相依相伴，以高齡善終；她使自己從幾次的病危死難中走出回春之路；她使先天心臟病的女兒成為聞名國際的健康導師。

　　不斷創造不可思議的奇蹟，就是她傳奇的一生。她三代人的故事，為正能量和正信念，是可以創造奇蹟的。

　　高雲女士對人體生命科學鑽研不捨的精神，使她不斷創造人生奇蹟！

有道是健全的精神寓於健全的身體。高雲女士首先具有健全的精神，又兼具健全的身體，所以歲月的鋼刀沒有在她身上留痕，她仍然動如脫兔、苗條如昔。我相信，她的生命力恆常像一朵蓓蕾，她所有的芬芳都藏在花蕊裡。

從她的身上，我恍然若悟，在人生之中，本來看似無望的事，只要具有堅定不移的信心、從愛出發，努力不懈，往往能達到成功的彼岸。

高雲女士便是活的典範！

香港作家聯會會長、《明報月刊》總編輯潘耀明

作者注：香港公益事業和文化事業領軍人物潘耀明先生，在擔任三聯書店（香港）副總編輯和南粵出版社總編輯期間，曾為我出版著作，並從此締結了近四十年的緣分。

推薦文章

最令人驚嘆的傳奇

她的生命故事是逆轉衰老，八十二歲，卻擁有令人驚嘆的青春體貌。

我見過很多所謂的傳奇，有的是靠父輩蒙蔭，有的是藉時代商機。真正讓我為之動容的，此生遇到的最令人驚嘆的傳奇——蒙福天恩的慧姐姐。我們都稱她為給人帶來好運的慧眼姐。

　　她被推舉為澳洲抗衰老促進會理事長，二〇二二年的理事會，如期在理事長的臨水岸美麗的養生會所舉行。所有接觸到她的人，內心都不可思議地驚嘆著，她竟擁有曼妙多姿的身材、讓年輕人也羨煞的體態、彈性緊實的肌膚，以及愉悅如童孩的精神狀態。

　　顯然，她在國際上是德高望重的。尊為養生大師和名人健康顧問，辦公室裡擺放著各國名流與她的合影和獎牌，我認出的有澳洲的三位市長、台灣地區的孫運璿前行政長官親手贈她的獎牌、前行政長官唐飛專機迎接的照片、蔣緯國將軍、香港的邵逸夫、霍震寰、美國的州長、當選加州十大名女士的獎牌、巴西、日本、歐洲的報章雜誌報導；時值聖誕，撞球桌上擺滿了感謝信和見證報告。桃李滿天下的弟子們，親切地尊她為大師媽咪，我也是眾多人中的一個粉絲。

　　大課廳的一面牆上，一幅巨大的世界地圖，引我們駐足觀賞，上面標滿了她六次環球一百三十六個國家的旅遊路線。

　　她說：這是探索提升生命境界之旅。她指著世界地圖上每一個地方，講大自然奧妙的故事。我暗自想：她就是一座藏滿寶藏的生命智庫，她充滿青春活力的熱情，探索人類健康青春長壽的秘訣。在她身上，你能強烈地感受到：她用歲月，為自己積累了一座寶庫。那裡儲蓄的是健康大財富和豐厚的生命大智慧。

　　當她站在世界地圖下，我再上下打量神秘又超凡脫俗的她，逝去的歲月凝聚在她的身上，反射出的盡是高貴的氣質與從容、坦然。她將人體小宇宙與大宇宙同律，天人合一，享受返璞歸真的自在充實。那份歲月沉澱下來的優雅和博才，實在讓人驚艷。如今

八十二歲的她洞若燭照。

　　佔地二千平方米的養生會所，由她自己作室內設計，處處可見獨特風格，令人嘆為觀止。牆上掛著她的書法作品和巨幅油畫。其中有一幅寫著：「逆境皆為饋贈」，足以代表她的人生態度。魔法花園，種植幾十種有機蔬菜和水果，傍水而居的百餘棵樹木花草，終年燦爛芬芳。她享受於採摘天然有機食物的美味，每日深深感悟大自然的美好，感謝上天的恩賜。

　　如今問她：「八十二歲了，還有什麼人生規劃和目標嗎？」

　　她語重心長地說：「展現生命的意義和價值是我活著的目標。每個人，都要有目標的活著，每一個階段都要有目標，人到了耄耋之年了，如果沒有了目標，死亡就將成為唯一的目標。」

　　當眾人像捧星那樣崇拜仰慕這個人生的榜樣，她自信地說：「如果你再說做什麼事已經太晚了之類的話，就是放棄自己美好的未來！」

　　她的生命故事是逆轉衰老，八十二歲，卻擁有令人驚嘆的青春體貌。再度看看氣質超凡的不老女神，我們都深深相信：今天起，舊事已過，一切將是全新的了！只要跟著她，青春可以無限！凡事相信，凡事盼望，凡事皆有可能！

　　在她身上，隱藏了無數的奧秘，她的人生，她的逆天改命的奇蹟，她的智慧話語，令我們一行人，反思開悟，如雷擊頂，不由佩服得五體投地，她，才是令我最為驚嘆不已的人生傳奇！

澳洲抗衰老促進會紐省分會陳博士

推薦文章

她是誰？

二〇二二年母親節，雲門健康家族兒女們發起賦詞接龍，獻上拙作，寫出她們眼中的大師媽咪，衷心感謝大師媽咪為她們付出的無垠大愛、悉心教導和明燈指引。

一、她是誰？
至聖先師，萬世師表；
師兼醫職，任重道遠。

二、她是誰？
一代明師，養生典範；
八旬逆齡，仙人回春。

三、她是誰？
兼收並蓄，如雲化雨；
滋潤大地，啟迪眾生。

四、她是誰？
慧眼明心，至美至善；
青春無限，不老傳奇。

五、她是誰？
雲淡風輕，返璞歸真；
雲遊四海，自主生命。

六、她是誰？
書畫雙絕，才德兼備；
秘笈廣傳，福澤四方。

七、她是誰？
向天奪命，扭轉乾坤；
鳳立丹山，不負此生。

八、她是誰？
口吐蓮花，字字珠璣；
啟迪人生，萬人敬佩。

九、她是誰？
大愛無垠，創意無限；
逆修仙路，天人合一。

十、她是誰？
天下唯一，貫穿中西；
凍齡奇葩，回春傳奇。

十一、她是誰？
美艷嬌娃，才藝並存；
桃李滿門，善傳千里。

十二、她是誰？
赤子童心，廣傳大愛；
仙人指路，明心見性。

十三、她是誰？
心靈導師，淨化身心；
以食養生，以氣療身；
順天知命，指點迷津；
道生德養，心想事成。

十四、她是誰？
高瞻遠矚，慧眼獨具；
雲淡風輕，芳容亮麗；
大氣磅礡，厚德載物；
師勝豪傑，揚名國際。

十五、她是誰？
意凝毫端，筆走龍蛇；
媚中見勁，剛柔相濟。

十六、她是誰？
觀音轉世，真氣美人；
順天行道，福惠天下。

十七、她是誰？
高山仰止，正氣浩然；
以愛傳愛，以敬贏敬。

十八、她是誰？
陰陽五行，整體健康；

中華瑰寶，弘揚傳承。

十九、她是誰？
龍游回春，五行相生；
心蓮綻放，周天常轉；
龜鳳交併，乾坤常行；
穿越陰陽，絕世神功。

二十、她是誰？
心有乾坤，身化蓮花；
弟子雁行，病木回春；
慈航普渡，老莊心印；
高山仰止，人間大愛。

二十一、她是誰？
當前困局，仙人指路；
呵護孩子，再生父母。

二十二、她是誰？
非常時期，非常人物；
以愛傳法，力行不悔。

二十三、她是誰？
逆齡智慧，現身說法；
願留經典，至善可期。

二十四、她是誰？
童心未泯，笑逐顏開；
歡聲笑語，樂不可支。

二十五、她是誰？
風姿綽約，婀娜多姿；
體態曼妙，少女情懷。

二十六、她是誰？
返璞歸真，自主生命；
擁抱青春，永保健康。

二十七、她是誰？
樣樣精通，完美無缺；
秀外慧中，斗重山齊。

二十八、她是誰？
紫氣東來祥雲下凡導回春；
順凡逆仙八旬風華轉乾坤；
自主生命五療養生真奇才；
功高厚德舞動天下傳大愛。

二十九、她是誰？
風起雲湧，名揚五洲；
西方驚嘆，東方奇女。

三十、她是誰？
歲月崢嶸，劍膽琴心；
錚錚風骨，正氣浩然；
名揚五洲，聲振四海；
整體健康，自主生命；
以愛為本，厚德載物；
童真童心，笑看人生；
慧眼獨具，洞悉先機。

逆轉篇

第一章

神奇逆齡路

不是我年輕，是你早老了

時間能夠損失生命，也能換來青春歲月

在人們的審美意識中，把美麗與美好只賦予年輕人，年齡稍長，似乎缺乏美麗到老的信心和追求。其實，美麗和永保青春是我們一生的尊嚴和責任。

初次見到我的人，大多會被我的健康狀態和活力吸引，當知道我的年齡，便非常訝異地問：

「您平時做什麼樣的運動呢？」

「您吃些什麼東西？使用哪些保養品？」

「有家族遺傳吧？」

所有的猜想都沒有完全正確。

因為我二十至三十歲曾失去青春，四十歲找回了青春，五十至六十歲有法寶凍齡，六十至八十歲逆向迴路逆齡。這條「逆為仙」的路，用六十年的生命體驗詮釋了回春的魔法。

如果要一個完美的解釋，我簡單地說：「不是我年輕，是你早

老了。」

因為，人類的壽命應該是一百二十歲，按照此規律，人類應該六十歲才到中年，而現在忙碌的大多數人四十歲就提前跨入中年了，只能說明是你提早衰老了！每個人都應該享受上天給人類的一百二十歲的壽命。我只不過按照這個規律，讓自己活到六十歲的時候，從精力、體力、活力、身材和面容，都看似中年，不被人稱為「老年人、老婆婆、老奶奶」。

回春生命方程式：

「壽命用加法，疾病用減法，青春用乘法，煩惱用除法。」

怎樣永保青春、延緩衰老進而達到健康長壽呢？

每人都會衰老。但是，衰不一定等於老，老者不一定衰，否則不會有「未老先衰」和「老當益壯」、「返老還童」這些成語。

我有一個自己的生命方程式，也是我帶給社會大眾的抗衰回春方程式。我用自己一生的返春經驗，幫助你完成這個目標，並不難。只要抓住生命的根本，增加人體自身的正能量。每個生命的質量，就是自我造就的結果！

衰老有可逆性嗎？

衰老的過程具有一定可逆性，當去除某些衰老的危險因素，可以延緩機體的衰老速度。我長年保持了這些基本形式，使自己抗老，包括：保持良好的心態、採取抗氧化措施、清除體內毒素、抗衰健康的食養、進行持續的能量循環鍛煉、保持科學規律的生活、戒除致衰食物和針藥等。可以使某些衰老的徵象減輕或消失，甚至

能夠使衰老的過程有所逆轉。因此，抗老回春絕不是夢想，我們已經帶領四十萬人美夢成真。

青春策略

我們的團隊裡，忘齡、忘病、忘憂、無齡感。我們的年齡將不再以年度來衡量，而是以生理的狀態來表達。我們的時間能夠換來歲月，而不是感到煩惱、勞累、壓力和緊張，或患病，這種交換是世界上最值得的。

你現在對自己怎麼樣，你老了以後就是什麼樣。增加壽命二十年，並不是夢想！

搭乘「自主生命，整體健康」回春列車，按照自然法則，學習秘法經驗傳承，每個人都會活得久、老得慢、病得少，享受青春無限的美好快樂！

　　　　不是我年輕，是你早老了

發現抗老有途徑：緣起

在我的心靈深處，無論何時何地，在什麼樣的年齡階段，都有一個孩子般探索和學習的心。

創造不老神話，讓時光倒流

二〇一五年，我七十五歲時，香港的弟子為我舉辦了一場盛大的晚會。優秀的團隊、美麗的造型、場面的熱烈，眾人手搖著蓮花燈，合唱一首《讓愛傳出去》，展現出團隊的服務宗旨，也唱出了我幾十年的心聲。只要心中有愛，愛不止息，常「保鮮」非「夢想」。

如今，我做到了讓自己生理年齡年輕三十歲。我的學生也顯然比同齡人年輕許多。我們的大家族，充滿「精氣神」，似乎時光倒流，是凍齡族。因為我們有防衰抗老法寶，掌握了「回春妙訣，自然為本」法則。我們的生命自主，我們的青春保鮮，我們的人生超凡！

此生只為達成人類兩大終極目標

人在香港，就從與香港的兩段因緣講起，為了達成人類兩個夢想目標，我如何創造不老神話？第一目標：延長健康壽命，享盡天

年——活得久、病得少、老得慢。只要延緩衰老速度，我認為人應該至少可以活到一百二十歲。此為「上壽」。忙碌的現代人，若不懂健康管理，就會提前加速衰老，只能是「下壽」。所以，我想為人類提供的第二終極目標是：增加健康壽命。

中國古籍《尚書》提出「一曰壽，百二十歲也」。晉代著名養生學家嵇康也認為上壽可達一百二十歲。

既然人類的壽命應該至少一百二十歲，所以人應該到六十歲才算中年。而我們大多數的人，沒有好好的珍惜維護自己的健康，到四十歲就已到中年，開始顯現中年體態，過早地走向衰老的路。所以很可惜，雖然理論上人類最少能活到一百二十歲，但多數人的生命車輪總是在行進到大半時便戛然而止。

香江緣起揭秘道家養生術

人到香港，就要記錄與香港有關的歷史經歷。我於一九七八年，是我最早公開倡導：人類可以延緩衰老。我的〈人類延緩衰老的新途徑〉一文，在香港報章及雜誌《地平線》發表之後，社會開始對於我的防衰抗老理論予以肯定。香港《大公報》、翡翠電視台都曾經對我進行專訪。廣播電台也播放錄音講座半年之久。雖然在那個時代，這個方法和觀點涉及到道家養生中「性腺」方面的內容，十分新潮。然而經我在美國等三十餘國講授，回春效果甚佳，故盛傳於世至今。

用醫學依據揭開回春秘碼

我當時提倡人類延緩衰老，並不是憑空夢想，是有醫學與科學

依據的。

　　道家千古秘傳回春法術，本源自於高層道長為皇帝御用，有造精保精之效。只知將其法代代秘傳，歷史上沒有隻字片語記載，也沒有任何人解釋過。這千古秘傳之法的理論和科學依據到底在哪裡？

　　關於人衰老的原因，在世界上，西醫科學家有近二十種學說。其中有一種叫做「內分泌學說」。 以這種觀點講，人的衰老軌跡就是荷爾蒙分泌所支配的軌跡。

　　我的研究有了目標：既然人的衰老軌跡是由於荷爾蒙分泌所支配，只要有方法，使人體通過能量的調動，自我調節和製造荷爾蒙，就可以使身體保持年輕態。

　　我結合道家秘傳養生術和中西醫學關於人類生長的規律，找到了回春的根本途徑。從上世紀七十年代末，我將自身修煉多年的道家長壽術，以現代人體內分泌學說的理論加以詮釋，去粗取精，去偽存真，編創回春術、龜壽長壽術、真人食氣辟穀術等一系列整體健康養生學。將中華文化千古秘訣發揚光大，登上了國際大雅之堂，終於堂而皇之地展現奇蹟了！

幫邵逸夫爵士養壽

　　香港的邵逸夫爵士十分注重養壽。一九九〇年，八十四歲的邵先生，經台灣遠東企業老總介紹，專程赴台北，邀請我做他的健康顧問，他當時需要改善年邁氣血運行受阻，手腳冰冷、體寒虛不受補、元氣虛弱的危機。

　　從此，我多次被邀請到香港位於清水灣山頂邵公館，每次都受到夫人方逸華熱情接待，她認真地記錄我的處方和指導方法，從飲

食選擇和生活習性，到真氣運行、氣血調和、增加正能量、排寒濕濁等方案。就這樣開啟了長達二十年的「延壽健康指導」。眾所周知，邵先生活到了高壽一百零七歲，可謂達到「上壽」了。他多次在一些場合提及感謝我的幫助。從八十四歲到一百零七歲，少有病痛還可工作，天大的福氣啊！

不到九十九，誰也不能走！

我特別要說的是：心靈的衰老，比肌膚的衰老更可怕。雖然「老」是不可避免的生命進程，但我們還是可以做到「年老而不衰」。因為，「衰」和「老」是有別的。在我的心靈深處，無論何時何地，在什麼樣的年齡階段，都有一個孩子般歡樂的心。返璞歸真，優雅青春地精彩並有價值地活著，展現回春力，鼓舞人生，讓病痛者康復、延長青春壽命，就是我晚年生命的價值！

香港晚會將結束時，對著可愛的學員，我高喊著給他們的目標：「讓我們相約，不到九十九，誰也不能走！」

青春策略

趁早儲蓄你的生命存款吧！我活著的價值，就是趁健在，將生命代價換來的經驗，帶給你美好的希望，以及有效的方法，讓更多的人健康、長壽、快樂。

做人生的最大贏家：
八十健康狀態

一人青春不為春，萬紫千紅才是春。我們展現青春，是為了鼓勵更多人永不衰老的夢想！

做不老傳奇的勵志人

每人都會衰老，衰不一定等到老，老人不一定衰。

不久將來，人類的年齡不再以年度來衡量，而是以生理的狀態來表達。忘齡、忘病、忘憂、無齡感，是我的常態。

人的一生，離不開四個字：生老病死。人的生命軌跡就是生老病死，我凍齡的魅力，首先在於我給自己的年齡不設限。平時生活中，做一名忘齡人；最喜歡與年輕人相處，總是給他們無齡感。雖然生理年齡是八十二歲，返璞歸真使我心理年齡二十八。每日工作十小時以上，無病無痛，身體機能似乎超過年輕時代。

我認為，人過八十，能夠在眾人的眼中稱為不老奇葩，被讚嘆驚羨，需要具備良好的生命狀態，以下是我的健康狀態，也是評估高齡老人健康的標準。

我八十歲的內外狀態

一、體重指數 BMI 正常，身材健美，三圍青春態，挺胸翹臀、小腹平坦。肥不露肉，瘦不露骨。五十年來維持三十歲的身材，三圍（胸圍、腰圍、臀圍）不變，體重不變，體形不變。

二、面容皮膚滋潤光滑，沒有老人斑。手部沒有青筋暴露和乾枯。頭髮的髮量足，指甲生長快。聲音年輕不沙啞，歌聲嘹亮。牙齦無疾，齒整齊不脫落。口腔不缺活水，沒有牙肉萎縮。不自流鼻涕眼淚。眼睛沒有白內障、青光眼，沒有視網膜剝離病變。

三、我什麼都沒有！沒有病，沒有感冒，沒有三高，沒有打針，沒有吃藥，沒有恐老症，沒有老醜自悲感，只有各項體檢指數正常。經絡檢查心血管等十幾項一百分。

四、沒有骨質疏鬆症，筋骨不脆弱，走路速度快。精氣神旺盛，對生命充滿喜樂和希望，對付出知識充滿熱情和努力。

五、童心未泯，返璞歸真，與大自然為伍，在照顧植物的生長中，啟迪感悟生命法則。農業勞作種植的有機蔬果，芭蕉、番石榴、南瓜、火龍果、紫檸檬、手指檸、一口檸、百香果、無花果、芒果等，都是抗老化抗癌的佳果。動靜有常，練養相兼，雖然年紀老邁，過的卻是年輕人的生活步調，在自己力所能及的範圍內，永遠維持心靈的喜樂與年輕。

六、大腦思維敏捷，判斷力強。健康水平遠比同齡人年輕，談吐與年輕人一樣，正面且積極。

七、喜歡把握世界新事物的脈搏。對於新事物專注投入和學習，跟上時代，超前意識，永遠創新，做全球獨一無二的飲食功能性療法研發，創立各種能量療法和心靈療癒學。

八、能有說走就走的旅行，充滿好奇心暢遊五洲四海。每年一

次在自由的風中，身心靈自在飛翔。

九、常年堅持公益事業，奉獻社會，與正能量團聚做功德。不吝給予、付出愛和經驗，給予光和溫暖。

十、熱衷於愛好和文化修養中，寫詩、唱歌、書法、油畫，隨心所欲。不依靠兒女，不做兒女的累贅，心情舒暢，快樂自理。

青春策略

特別要說明的是：我不是天生麗質，到了這個年紀，還能這樣活著，真是令自己每天充滿感恩和喜樂。

願與你共勉，大家抱團不老，若是到八十歲如我，一起成為人生最大的贏家！

讓我們朝著光明，讓生命更有高度，認知更有廣度，健康壽命更有長度。

第二章

生存迴路的密碼

三個偉大的醫生和兩條路

你的身體裡有三個大醫生：時間、信心、自癒力

經過幾十年的時間、數萬人的實踐證明了，徹底地治癒疾病的，是啟動了人體自身神奇的超能量！

三個偉大的醫生，在你手中，請做你自己生命的主導者。

一、時間在刻著你的衰老年輪，你準備拿出一點時間善待自己了嗎？若有，你需要通過醫院了解自己的常見病、多發病、功能性衰退病等，以便建立你的健康管理計劃。

二、信心和信念建立了嗎？在養生上，知人者智，自知者明。跟對恩師，智慧一生。中醫最高境界是養生，養生的最高境界是養心，養心的最高境界是心想事成。

三、你身體的自然力啟動了嗎？啟動正能量，借用天地正能量，就能在人生軌跡上活得輕鬆美麗，健康不老，達到生命自主的超凡境界！

人生只有兩條路：常人路和仙人路。你的節奏決定了你的壽命。

有人拚命開車，趕時間跑在快車道上，超快的節奏，不斷加速，以高速衝向抱病的生命。我希望你開慢一點吧！享受沿途美好風光，聽著輕鬆的音樂，啟動你自己的三大醫生，療癒生命，享受慢老健康的人生。

青春策略

健康是每個人的責任，是人生必修課。假若你驚覺自己原來已行駛在細胞早衰的快車道上，還有掌握方向盤轉換車道的機會。當你無奈，我們會幫助你，搭乘這列車。每個人都會活得久、老得慢、病得少，活得精彩超凡！

青春可以逆轉

古語説：「人生七十古來稀」，我認為應該把人類抗衰的目標改為「七十坐在搖籃裡」。

長壽的密碼

人的壽命應該是多少呢？有人説：「活到百歲就算長壽了！」其實不然！早在公元前五世紀，亞里士多德就指出，動物的生長期長的，牠的壽命也長。其後，法國生物學家布豐（Georges Buffon）進一步提出「動物和人的壽命，是其生長期的五至七倍」，這個範圍是根據「壽命系數」的概念而推算出來的。由此計算，人的生長期是二十至二十五歲，則人類的壽命應該達到一百二十至一百七十五歲。

那麼，大多數人為什麼都不能活到長壽的極限呢？這是因為，人體在三四十歲就開始進入衰老了，五六十歲開始機能老化，七八十歲就步上死亡的階梯了。人從降生到這個世界上，就開始和大自然抗爭，接受生活的重擔和壓力，承受喜、怒、哀、悲、思、恐的精神困擾，緊張的情緒，不當的飲食習慣以及疾病的磨難，無時無刻不在消耗人的生命，使人早衰，以至早亡。

所以說，大多數人只活到七八十歲就死亡，其實只是一種早衰。要想延長壽命，並非僅僅是從攻克癌症和心臟病入手，而應著眼於早日進入防衰抗老階段。

值得欣喜的是，近幾年，美國哈佛醫學院終生教授、澳洲生物學家 David Sinclair（被稱為抗衰 NMN 教父）用醫學實驗親證，隨著年齡至中年，人體內固有的 NAD+（輔酶 I）的水平逐年下降，導致線粒體功能減退，觸發衰老和各種功能性疾病。而他發現的一種物質叫做 NMN，可以成為激活 NAD+ 的前體，並激活七種蛋白，可以修復線粒體，不僅為我們破解長壽的新密碼，還幫助啟動沉睡的長壽基因，撥轉逆齡的時鐘，成為讓我們活到高壽時代的里程碑。他的科研成果，讓我更加堅信，人類可以戰勝衰老。我享用了它，感恩上天讓我在八十多歲，還能享有從細胞學角度抗衰老的新體驗，並且給我為數百位同享者於講座答疑解惑的能力。

青春策略

古語說：「人生七十古來稀」，我認為今天應該把人類抗衰的目標改為「七十坐在搖籃裡」。確切地說，我們努力的目標應該是怎樣才能「活你應得的壽命」！享盡天年不是夢，這表達了我的心願，當激活了七個長壽蛋白，到古稀之年，我們可以返老還童，成為美少女！

永遠的話題：抗衰老

青春壽命自主決定

我自主生命的目標是：生理年齡八十歲，身體年齡四十歲。老有所為，願做公益，奉獻社會，成為抗衰老領域的帶頭人。作為不老傳奇的勵志人，又是青春煥發的帶頭人，在於我八十年的抗衰老經驗。磨難和歷練讓我一輩子活出了三輩子的感覺！

啟動自身大醫生

生命在於覺悟！我從二十多歲就有了對生命意義的覺悟。人生最大的成就，是覺醒之後覺悟的執行力，而產生的影響力。二十幾歲的時候，我在別人眼中，比同齡人衰老。但是我終究發現，我的病痛醫藥難救，面對衰老也無可奈何。所以，從那時開始，我依先哲養生智慧，啟動了身體天生具有的能量——自然力，讓自癒力，

成為自己的私人醫生。從此，麻雀變鳳凰，身材和外貌隨著身體的體質改變，一年比一年年輕，實現了逆齡的傳奇！遂立志要幫助更多人，成為最早在國際舞台宣揚自然療癒養生學的第一人。五十多年來，幫助了幾十萬人。

青春煥發的帶頭人

我希望幫助殘病的父母長壽，最終我做到了！從十九歲就殘廢的母親一輩子被病痛折磨著，二十二歲就被診斷患有晚期肺結核的父親，一輩子用太極拳和獨特的養生法，兩老攜手多次跨過死亡線，雙雙獲得長壽百歲無疾而終。奮鬥一生至八十歲的今天，我總結出一個真理：壽命——你可以自己決定，生命的長度，你可以自己把握，這就是我倡導的「自主生命」。身為倡導抗衰老的健康導師，我開始了自我健康管理長達五十六年，重點在於抗衰老的實踐。從事的是指導學員自我身心靈整體調節秘訣，從而達到健康青春長壽三大終極夢想。在世界三十三個國家，大規模的公益演講，先導整體健康自主生命的理念和方法。被稱為名人健康導師，曾為各國各界名人，進行私人訂製健康計劃。各國大型演講會，我以「讓自己年輕二十歲不是夢！」展現不一樣的生命品質，為數十萬人帶來擺脫病苦老苦的希望。有的人認為，我還年輕呢，抗衰防老是中老年以後的事。其實，一般人的「初老」從什麼時候就悄悄地開始了呢？

一般女人三十五歲，男人四十起，開始衰退、青春大幅滑坡。這是絕大多數的人提早加速衰老的腳步。這是人生抗衰老的關鍵年齡。尤其在四十歲以後，人的相貌和身材，完全是自己打造的結果。十年可以成為不老女神，也可變成臃腫的大媽和面容憔悴的奶奶。

青春策略

我在每次的演講會結束語，會大聲疾呼：歲月像一把無情的鋼刀，刻劃著生命的年輪。但是我們可以通過有效的自我整體健康管理，如我一樣，獲得慢老的人生，老而不衰的人生，返老回春的人生，因為，衰老是可以延緩的！生命也是可以延長的！

第三章

衰老如賊，偷走壽命

衰老的節奏

衰老是生命的敵人，按照它的時間表，偷偷地奪走你的青春。

人類最古老的敵人

所謂衰老，就是機體的功能退化，讓我們一起來對照人體衰老的時間表，你會赫然發現，衰老的魔咒，早就伴隨左右。

通常我們判斷一個人是否衰老，會先從他的外表開始觀察，若臉部有皺紋或是有白髮，就會認為他有老化的現象。但實際上，人體的很多器官，會在我們外表變老前就先退化了，人體各個部位按照機能的衰退，有節奏地消磨我們的青春。

衰老，是時光流逝的痕跡。若是你某天在照鏡子時，突然看到自己有白髮和皺紋，便意識到自己開始變老了。無可奈何花落去？還是給自己敲響警鐘，檢查自己到底哪裡出了問題？

身體早就在你不經意變老的過程中，給你釋放了一些信號，只要及時發現，早日進入抗衰老行列，就能「逆轉」人生！看各個身體部位衰老的時間表，得知它們怎樣如賊人般偷走了我們的青春和生命吧！

各部位衰老的節奏

一、肺

人體最先衰老的器官是肺。肺功能是從二十歲開始衰弱的，進入四十歲後，有的人走路氣喘吁吁的，其原因是控制呼吸的肌肉和肋骨開始變得僵硬，使肺運作困難，便容易出現喘氣的狀態。而另一部分人是因為肺功能降低，呼氣後還有一些空氣會殘留在肺部，即殘氣量增加，導致喘氣。到了七十歲左右肺的呼吸量將僅存三十歲時的一半。吸煙的人外表顯得比較老，是肺功能過早被破壞的原因。

二、大腦神經細胞

人體大腦神經細胞有一千億個，但是到二十歲時開始逐漸減少；四十歲時，大腦神經細胞每天都在損失，表現在記憶力下降、睡眠品質差。隨著記憶細胞大量減少，大腦認知力也日益受損，協調性及大腦功能變差。

三、皮膚

皮膚約在二十五歲左右開始自然老化，當身體合成膠原蛋白的速度放緩，皮膚便開始衰老了。當「死皮」細胞（即是角質層，表皮最外層的部分）不脫落，生成的新細胞又不多時，皺紋就出現了。加上維持肌膚彈力的彈力蛋白變少或斷裂，而新生細胞的量可能會略微減少，導致皮膚彈性變差，變薄，出現皺紋等老化現象。

四、頭髮

男性通常於三十歲之後出現脫髮現象，他們受激素二氫睾固酮影響，導致髮囊收縮出現脫髮。很多人到三十五歲之後會出現許多灰白頭髮，隨著年齡的增大，黑素細胞的活躍性降低，更少的色素生成，頭髮顏色變淡，灰白色頭髮便逐漸出現。

五、肌肉

肌肉組織經常被建立和分解，這一進程在年輕成年人中具有很好的平衡能力。過了三十歲以後，肌肉衰竭的速度開始大於肌肉生長速度，開始出現肌肉老化的現象。到了四十歲後，肌肉將逐年減少，每十年約減少百分之八的肌肉量。因此，經常做肌力訓練可以預防肌肉老化及肌少症。

六、性特徵

當女性進入三十五歲，其乳房開始逐漸失去組織和脂肪，乳房的大小和豐滿度開始減小。當女性進入四十歲，其乳房開始下垂，乳暈相應地收縮。值得提醒的是，隨著年齡的增大，患上乳腺癌的概率也相應增加。另外，女性的生殖能力下降，因為卵巢功能減弱，卵巢內的卵細胞的質量和數量都開始減少。其子宮內膜變得越來越薄，影響受精卵著床，受孕機率降低。在男性方面，他們的生殖能力和性能力也隨著年齡的增大而減弱。精子的品質和數量逐漸下降，使妻子的卵子受精困難，影響生育能力，也使得妻子流產的機率變高。

七、骨骼

人體的骨骼組織一直被破骨細胞破壞，再由造骨細胞遞補，幫助骨骼生長，這個過程叫做「骨轉換」。骨細胞一直在不斷損耗與補給的循環中維持平衡，而到三十五歲，破骨細胞較造骨細胞活躍，損耗速度開始加快，最終損耗大於補給，骨質便會開始流失老化，造成骨質疏鬆的現象。女性步入更年期後，骨骼更日趨「脆弱」，比男性更容易骨質疏鬆，行動變緩，應激能力減退。隨著骨骼大小和密度縮減，身高也開始降低。

八、口腔、牙齒和眼睛

（一）口腔。口腔問題頻出，口腔黏膜彈性喪失，並會伴隨乾燥和萎縮，唾液腺的分泌減少，功能逐漸減退。隨著導管細胞的萎縮，也容易造成口乾症。唾液有抗菌成分，可以抑制細菌生長，減少患上牙周病的風險，但四十歲以後唾液變少，使得細菌容易積聚於牙周組織，當口中細菌變得越來越多，便也更容易引發蛀牙和牙周病。牙周病會造成牙齦萎縮、牙縫增闊、牙齒鬆動等現象。而隨著蛀牙增多、牙根腐爛，加上如經常喝酸性飲料，口腔長時間處於酸性狀態，有利細菌活動，導致口氣不佳。

（二）牙齒。四十歲後，牙周組織自然老化，牙齦發炎紅腫，常常感到牙痛，也因咀嚼磨損度增加，導致牙齒鬆動。

（三）眼睛。眼部肌肉漸漸變得無力，降低了眼睛的對焦能力，約四十歲左右會開始出現老花眼的現象。

九、心臟和血管

從四十歲開始血管會逐漸失去彈性，加上脂肪在冠狀動脈堆積，動脈因此變窄、變硬或者阻塞，導致輸送至心臟的血液減少，引起心絞痛。血管失彈性，造成了心臟衰老，以至稍微運動一下就會心跳加速。

十、腎臟和前列腺

腎為先天之本。腎臟是用來過濾血液中廢物的器官，當腎臟的過濾能力開始降低，膀胱容易發炎、無力，失去夜間的憋尿功能，夜尿頻繁。而大部分男性於五十歲左右開始，因前列腺細胞不斷增長而出現前列腺增生，使患者常有尿意，造成小便次數的增加。

十一、腸胃

胃功能減弱，消化速度變慢，引致消化不良。另外，腸道無法平衡有害和有益的細菌，蠕動變慢，容易便秘。五十五歲後，腸內的益生菌會開始大幅減少，使消化能力降低，增加腸道疾病的風險。而隨著年齡增長，胃、肝、胰腺、小腸的消化液流動開始下降，也會提升便秘的機率。

十二、味覺嗅覺

六十歲時，味蕾從一萬個減少成五千個，而嗅覺也因為嗅覺細胞的老化，造成味覺和嗅覺逐漸衰退。

十三、膀胱

六十五歲時，肌肉的伸縮性下降，膀胱開始衰老，有夜尿增多、尿頻或失禁的問題。一般而言七十歲的膀胱容量只有三十歲時的一半。

十四、聽覺和聲音

隨著年齡的增長，聽力會隨之逐漸下降，六十五歲或以上的人，大多患有弱聽。聲音方面，我們很容易根據電話中的聲音來判斷對方的年齡，孩童的、青年的、中年的。老人的聲音沙啞、低沉、無力，因為喉嚨的聲帶組織弱化，影響聲音的音質美感、響亮程度和歌唱質量。

十五、肝臟

肝臟抗衰老的功能較以上其他部位好，開始衰老於肝臟硬化，造血功能日益受損。肝臟的老化是由於喝酒過度、吸毒、感染、脂肪肝和肝炎。

五臟六腑、四肢百骸、筋骨和精氣神等各部位的老化節奏，不能一概而論，當你在忙忙碌碌中拚命工作，損了健康，不但挽留不住青春的腳步，更會加速衰老的速度，不知不覺間，就因老化而病痛纏身了。

青春策略

時間如無情的鋼刀，一點一點地奪走了人的健康和生命。要時時警醒：你有衰老的信號嗎？你正在進入了十五項中，哪一段節奏呢？只要明白，過早的衰老，叫做早衰。如果你已經過了三十五歲，是認真的對待自己身體的時候了，讓時光和你一起留住青春急馳的腳步，讓衰老來得慢一點吧！

加速衰老的大敵：服藥過量

藥物的影響

國際聞名的米高積遜（Michael Jackson）突然逝去的消息，震驚了世界！美國法院宣布死因：是他的私人醫生不當地開出處方藥物，令他致命！米高積遜很年輕，但是大量地用藥早已使他的機體過早衰老了！

在美國曾經做了一個非常嚴謹的研究，發現超過六十歲的病人，竟然平均每個人日常服用六種藥，其中有將近五種是處方藥，另外還有一種藥就是自己去藥房買，這是一個非常可怕的現象，因為藥物之間會產生相互作用，可能引起不良反應。藥物含不同的化學成分，有不同的副作用，對身體造成一定的影響。這些影響很容易被我們忽視，有時候更認為是衰老引起的正常現象，而掉以輕心。

為什麼說「服藥過量」是會加速衰老呢？

一、藥物會引起一些副作用；

二、藥物之間互相作用影響；

三、醫生並不知道你看的是哪一門科，即他也不知道其他的專科醫生給你開了什麼藥物。譬如說，一個高血壓的，並且有糖尿病的人，他就會吃降血壓藥和降血糖藥，如他有關節炎，他還會吃消炎止痛藥，有骨質疏鬆，再吃一些治療骨質疏鬆的藥，要是晚上睡眠不好，再吃一些安眠藥，或者是身體有一些慢性炎症，再吃一些抗生素。結果發現，這樣的服藥方式會產生一些現象，包括身體越來越虛弱無力，頭昏眼花，或者是精神特別地緊張，感到有壓力，沒有安全感；

四、藥物會產生一定的藥毒素，影響胃、肝及腎的功能。

服藥前，想一想

所以當我們吃藥的時候，尤其是中老年人，必須要警惕。當你同時服用多種藥物時，我們先不要隨意地就把藥片往自己的口裡丟，必須先學會服藥前問自己以下的幾個問題：

一、這個藥跟我吃的其他的藥會不會產生相互作用呢？

二、我該不該加吃這種藥？這種藥對我有什麼樣的療效？

三、它們會不會損壞我的肝臟跟腎臟的功能呢？

四、它們會不會影響我的消化系統呢？

五、醫生是不是已按照我的體重相應調整劑量呢？在美國看病，醫生給將近一百八十斤、高高大大的男人和像我們這些只有一百斤的亞洲婦女同樣的藥物劑量，這是不是合適呢？

六、以我這樣的年紀，吃這種藥，是不是安全呢？

七、我可不可以減少藥的種類呢？

八、哪些藥應該是空腹吃，哪些是飯後吃呢？

九、能不能用其他的東西來代替這個藥物呢？

其實，在常常接受治療的那些毛病當中，有很多是能夠以我們的自然療癒法、科學養生的方式加以調理而獲得改善，比如飲食生活習慣等等。健康的生活方式，能夠削減你對藥物的依賴性，依賴藥物，如同依賴醫生，認為醫生說什麼都對，相信他給的藥物一定能夠治療好你的疾病，這是一個非常不好的習慣。吃藥有時候是必要的，但是我們必須清楚知道藥物之間相互作用下會引起哪些副作用，導致不良反應，以及產生哪些良性作用，可增強治療效果。

青春策略

中老年人吃藥一定要非常警惕，否則會終生與藥為伍，讓我們的身體加速衰老。

我一生極少服藥，不服藥的人是幸福的！

殘酷的衰老加速器：痰濁

百病多由痰作祟，以「水、濕、痰、飲」四字表現

　　中醫以痰字命名的疾病，不下數十種之多，人常說的「痰迷心竅」就是其中一種。「痰之為物，流動不測，故其為害，上至巔頂，下至湧泉，隨氣升降，周身內外皆到，五臟六腑俱有。」故而中醫有「百病多由痰作祟」、「百病兼痰」之說。在氣候潮濕的地域，因濕氣較重，更容易引發痰濁。台灣就在其中，洗腎率連續幾年達全球第一。水液代謝障礙所形成的濕氣，其形成機制與痰飲相似。水、濕、痰、飲同源而異流，分之為四，合則為一。濕聚為水，積水成飲，飲凝為痰。以外形看，稠濁者為痰，清稀者為飲，更清者為水，而濕是彌散於臟腑組織之中的水氣。水濕痰飲不能截然分開，統視為痰濁。

　　痰濁有哪些疾病症狀呢？痰濁容易引起許多病症，包括眩暈、頭痛、嘔惡、便秘、女性不孕、眼目昏暗、肢體重痛、皮膚糜爛、無端寒熱、失眠、嗜睡、夜遊，以及冠心病心絞痛、肥胖症、高脂

血症、前列腺肥大、神經衰弱、中風、肝痛肝大、甲狀腺腫大、慢性乙型肝炎、惡性癌腫等等，都是屬於痰濁為主，兼及痰飲、痰瘀為害的症狀。

痰濁是怎麼形成的？

中醫對於痰濁的形成，認為：「人之有痰濁病者，由榮衛不清，氣血敗濁凝結而成也。」

五臟及三焦氣化功能失常均能產生痰濁。肺主宣發和肅降，有通調水道、下輸膀胱的作用；脾主運化水濕，位於中焦，是氣機升降的樞紐，故《素問·至真要大論》說「諸濕腫滿，皆屬於脾」，為生痰之源；腎主水，使膀胱開合，對人體水液代謝起著主宰和關鍵作用；三焦管著氣化功能，為水液之道路，總掌管著人體氣化。

此外，痰濁的形成也與遭遇外感六淫、內傷七情、飲食和勞逸所傷等相關，使五臟及三焦氣化失常，氣脈閉阻，津液不通，氣血敗濁，凝結而成。

怎麼辨別自己是否有痰濁？

痰濁會呈現彌散狀態布散全身，又因為痰濁是有形之陰邪，具有黏滯重濁的特性，因而表現為病勢纏綿，病程較長，如濕疹、肌肉組織結塊或漫腫、癲癇等都是痰濁作怪，反覆發作，給病人造成早衰和纏綿難癒之疾。它致病範圍廣泛，症狀又變化多端，例如導致分泌物、排泄物穢濁、量多，而且常感頭重、病程纏綿。有的痰，質地清稀，多溢於體表肌膚，以頭面、四肢或全身水腫為其特點。無論黏或稀，都是陰邪，是代謝障礙停留於體內的濁物。痰

濁的黏滯特性既可阻滯氣機，影響經脈氣血運行，又可表現為病證纏綿難癒。因此，可隨氣流行、無處不到的痰飲，隨著停留的部位不同，表現出不同的病證特點。例如痰阻於肺，肺氣不暢，引起咳嗽；若阻滯氣機，使痰阻於心，痰火擾心而形成心悸、心煩失眠等。

青春策略

　　為什麼痰濁會致病和衰老？因為痰濁的特點是可隨氣流行，外而皮肉筋骨，內而經絡臟腑，所以，它是致老的重要因素。痰濁全身任何部位無處不到，影響多個臟腑組織，症狀表現各異，故有「百病多由痰作祟」的說法。既然痰濁可隨氣流行全身，又可隨氣升降，所以我就編創了「抖濁功」和「快樂鬆」，僅用一分鐘的時間，啟動人體的氣機的升降開合，大多數有痰濁的習練者會立即隨著打哈欠、咳嗽、出汗排出很多痰。

致老篇

第四章

依西醫衰老學說創抗老妙法

人類衰老原因的十四種主要學說

抗衰老：最熱門又永恆的話題

世界上沒有一個話題，像探討衰老的機理那樣令人熱衷。生物學家在數個世紀的不懈研究中，各抒己見，建立了若干的「人類老化學說」。

人類對老化的研究，從古代就開始了。古埃及的醫學家認為：腐敗物的蓄積，是促使人衰老的原因。所以他們主張定期吃發汗劑或吐劑、食用新鮮食物並呼吸新鮮空氣，是長壽之道。

古希臘的醫學家認為，汗腺不排汗，使人處於冷乾的狀態，就是衰老的原因，所以要保濕、保溫、多運動、少吃。

到了中世紀，意大利學者 Luigi Cornaro 在四十歲時因自己享樂主義的生活方式導致體質變差，幾乎喪生。後來他在醫生的建議下以節制飲食之方法，並每隔一段時間「辟穀」（即絕食）一次，最終活到一百零二歲。他的觀點是：「吃得太多太好，比戰爭和傳染病殺的人多。」到了近代，防衰抗老的研究更加活躍。究竟哪一種學說

能夠完滿地闡明衰老發生的原因呢？現代西醫有哪些關於致老的學說？關於衰老的原因，現代醫學則提出了多種學說，主要的有十四種。五十年前，我便熱衷於研究分析這些著名醫學家的學說，認為皆可成為致衰老、短壽的道理：

一、自由基學說

該學說認為人體在生命活動中必然會產生一些自由基，它在代謝過程中不斷與體內一些物質結合而生成有害的氧化物或過氧化物，對機體造成損害，引起人體衰老。

二、代謝廢物中毒學說

人類花了大半生的時間去阻塞自己的系統。代謝產物使自己慢慢中毒，人體消化道中的細菌長期積聚而產生了毒素進入血液。當人到五十幾歲左右，肝的解毒功能減弱時，這些毒素便會損害人的全身器官。古代阿拉伯有一句諺語說：「好廚子是老年人最壞不過的醫生。」確實如此，如果老年人的肝功能不好，又發生便秘，一頓豐盛多肉的宴席可能會使老人喪命。

三、代謝速度學說

通過對多種動物代謝速度與壽命關係的調查，醫學家認為代謝速度快的，其壽命也短，反之則壽命長。一般認為，環境溫度與其壽命密切相關，環境溫度高則代謝加快，導致壽命縮短，反之亦然。依據此一理論，我創編的龜壽功，就是以龜之代謝習性和龜

息，達成延壽返春之法。

四、外環境因素學說

這種學說認為，生物會受很多外部環境因素的影響，當生物在某些如化學因素、物理因素、生物因素的作用下，身體細胞的 DNA 會突然變異，引起細胞的形態與功能失調，從而導致機體衰老。

五、細胞信息受損學說

該學說認為由於細胞主要成分的分解、溶酶體酶的活性減弱、自身免疫的反應和交聯增多、老年色素及各種廢產物累積，細胞功能受損，導致細胞信息的喪失。細胞信息受損，不僅損害神經、內分泌和免疫信息，還使人體內環境平衡失調，從而引起衰老。

六、生物鐘學說

在下丘腦中存在著「生物鐘樣調控機制」，控制細胞分裂的速度和次數。美國學者海弗利克（Leonard Hayflick）發現，一個中年人大約由五十到六十萬億個細胞組成，這些細胞從胚胎開始分裂四十六到五十次後，就不再分裂，然後死亡。根據這個細胞分裂次數推算，人類的壽命應是一百二十年，這就說明，衰老在機體內類似一種「定時鐘」，即衰老的過程是按一種既定程式逐漸推進的。凡是生物都要經歷這種類似的生命過程，只是不同物種又各有其特定的生物鐘而已。

七、身體免疫學說

該學說認為人體自身免疫識別力的減弱，使免疫系統不但攻擊病原體和癌細胞，而且也侵犯自身正常的健康組織，使更多細胞老化及死亡，最終導致衰老。

八、中樞神經功能減退學說

大腦所支配的中樞神經系統是保持人體健康的主導力量。人的大腦細胞是不能進行分裂的細胞，從出生到十八歲，腦細胞的數量無甚變化。但在成年後，腦細胞開始退化並減少，運動神經和感覺神經的傳導速度也都隨年齡增加而降低，於是影響智力及體內環境的平衡。腦細胞的減少及中樞神經系統的老化使人衰老。

九、細胞合成錯誤學說

細胞內蛋白質的合成，需要酶的催化和能量的供給。核酸和蛋白質在合成中會形成一種互相協作又制約的循環關係，只要在某一次循環中產生小的錯誤，以後錯誤就會循環地擴大。多次的錯誤，便會造成災難性的結果，使細胞情況越來越壞，最終造成衰老和死亡。

十、遺傳學說

壽命也有遺傳因素，長壽家族對後代均有影響力。父母和祖父母長壽，子女的平均壽命也比較高。但是，不要以為父母長壽，自

己便能長相年輕並長壽。反之，我的祖父祖母都因癌症在五十幾歲時離世，我的雙親卻享盡天年，活了一個世紀。

十一、內分泌減退學說

人的內分泌系統主宰著人的生長發育，尤其是性腺，在青春期旺盛地分泌激素，而其分泌的衰退，使人過中年就出現衰老現象。所以有人試驗用移植睪丸來延緩衰老恢復青春。

十二、細胞突變老化學說

細胞的突變，會引起組織器官的衰退。一個受精卵，變成一個胎兒，細胞要經過多次的連續分裂，產生六十萬億的細胞，這其中發生突變的細胞數目相當可觀。突變有可能帶來了組織及器官的衰退和老化。

十三、飲食學說

低卡路里食物能延緩衰老，延長壽命。限制食物，在動物實驗中曾被證明是能夠延長壽命的。若將兩組小白鼠作為實驗對象，一組是隨意吃飽的，另一組則嚴格限制飲食，結果，後者的壽命比前者延長一倍。厄瓜多爾一個神秘的山谷中，有一條比爾卡班巴村，居民多高壽，百歲以上的就有十人，最長者一百四十二歲。這個地區的人主要的食物是蔬菜、水果和甜酒，極少食肉類，進食量也少。

十四、特定器官功能減退學說

此學說認為，衰老的發生並不是體內各臟器同時出現，且各臟器變化速度也不一樣，而是由某一先受累臟器的退變而導致全身性衰老性改變，這就是機體衰老的原因。

如何避免早衰

關於如何避免早衰，近年來在美國掀起了一個非常大的風潮。美國加州大學、西奈山伊坎醫學院、波士頓大學、德州大學的科學家都針對相關衰老問題調查研究。以下是他們所獲得的一些誘人成果：一、借助一些維生素跟營養補助品使得已經處於疲憊狀態的免疫系統可以返老還童，再現活力；二、少數幾種食物可以相當有效地降低白內障及肌肉退化；三、隨著年齡的增長，人的肌肉越來越軟弱無力，但是通過正確適當的運動，我們確實能夠增強肌肉，並且使人在年過九十歲仍然可以保有發達有力的肌肉。四、科學的飲食及大約一百種最有效的抗衰老物質，可以幫助我們防衰，活得更久、更健康。

青春策略

因此，我們開始了執行「以食為養、以食為療」的手段，也試用了美國生產認證的食品輔助劑 NMN，採取相信科學的進步成果的角度，正在參加實踐，服用它。期間發現它的確可以幫助人自身修復基因的損傷，有效地延緩衰老。一年來，從一些實踐者的照片和見證中，的確反映了抗衰的效果。這是令人欣慰的研究成果，希望給人類的長壽帶來新曙光。

衰老是病，有法可救

　　五十年前，我一一研究分析著名醫學家的學說，認為皆可成為解釋致衰老和短壽的道理。知其理，又如何對症下藥呢？我總結出一個答案是：衰老病，無「藥」可救；衰老病，有「法」可救。

　　於是，我開始了長達五十年的抗衰實踐，創造了一系列的「整體回春防衰法」。這套方法不是憑空夢想的，而是以西醫致老學說為依據，並結合古今中醫抗衰延壽理論而編排的。實踐證明，我的手段，是中西醫理結合的最佳防衰實用手段，圓了數十萬人的不老凍齡夢。

　　抗衰實踐方法與中西醫致衰理論，是如何結合的呢？又是如何達到防衰效果的呢？

一、針對自由基學說，創整體五療健康管理學

　　自由基學說認為人體的自由基會與代謝產物結合形成毒素，使人慢慢中毒，而不良的環境和生活習慣，都會造成自由基增加。缺

氧和不動，就是最大的根源。所以，我的方法，是整體五行合一的五療：醫療、食療、元氣自癒療、心療、習律療。在動與靜之間，消滅自由基，展現改變的力量。

二、針對代謝廢物中毒學說，創排毒法

我的整體健康法將排毒列為防衰回春的第一手段。衰老是由各種代謝產物在體內不斷積聚，導致細胞中毒死亡而造成的。我們首先要著眼於大腸排毒。人體腸道中的毒素被吸收到血液後，對機體有毒性作用，可引起組織與細胞的功能障礙，從而引起自身中毒，導致衰老。

所以，從初級課程的第一堂課開始，我們就大力著手排毒泄濁的方法了。簡單的動作，只要一分鐘，使人與天地間的磁場同頻，依照經絡學說和陰陽法則，將身體的毒素，從內向外逼出來，使得身體立刻感覺到清爽。在一週之內每個人都反映頭腦思維比較好，睡眠比較好，精力和體力增加，飲食和排便情況有改善。這是因為我們著重於排濁氣、病氣，將濁負能量趕出身體之外。這是一個加速新陳代謝能力的過程。

我按照地中海飲食的優良抗衰性，創造了九種具有養生功能的方便包包，進行長達三年的食療講座。以健康、塑身和美容為目的，帶出了一批永遠青春美麗的學員。我也安排了將澳洲特殊的排大腸毒素飲料加入食療的療程。所有參加的人再也沒有便秘的情況，連二十多年的習慣性便秘都消除了。身體腸內環境和血液，得到全面的更新，腰腹脂肪消失，面上黑斑和面部多餘的贅肉消除，體形開始變化，體態變得年輕，皮膚也亮麗起來。

三、針對內分泌減退學説，編創回春秘功

隨著年齡的增長，內分泌功能減退，內分泌腺分泌的激素原發性減少，是導致衰老的重要因素。尤其是性腺，主導著人的青春特徵，隨著人類老化，性腺逐慚萎縮，內分泌功能退化。衰老可能與性腺功能減退有關，這就是性腺萎縮説。請注意，內分泌細胞的減少是關鍵，所以我的回春秘功運動的招式就是為了自我增加和調節內分泌，用自身的能量，延緩衰老的腳步！

四、針對中樞神經功能減退學説，編創立心療和音樂療癒法

此説認為，中樞神經系統的改變在衰老的行為方面起主要作用，所有生理系統都會表現出與年齡有關的改變。在各種動療的鍛煉中，我從音樂的頻率中，找到人體周天循環的弦律，創編了冥想覺靜坐的神元功。使用聲缽療法，開啟人體七輪作為音樂療癒和心療法；並用發氣和天空等等的音樂頻率配合氣機的升降，使練習者在靜坐的時候，沉浸在美好的音樂當中，靜坐後便會感到神清氣爽，自然達到了音樂治療心靈的作用。

五、針對外環境因素學説，編創大自然律療法

環境因素會影響人的壽命，因此，在我強調的整體五療之中，「習律療」這部分有非常豐富的內容：涵蓋了安排團隊到世界各地具有超強能量的景點參觀旅遊，學習採集天地日月精華和山水能量；走路防治癌症；隨大自然節律、子午流注、人體震動頻率等法則生活。這些也都是我保持青春的秘訣。

六、針對特定器官功能減退學説，編創「現代五禽戲」

這個學説是我創編「現代五禽戲」的西醫理論基礎。同時，此學説與中醫五行相生相剋的觀念不謀而合。所以，我強調了治病求本，抓蛇七寸之要害，找出你的弱臟，以調整全身機能的協作能力。依五行關係，使五臟六腑達成相生相補的狀態。五臟健，煩惱斷，乃是通往青春長壽最便捷之路。

青春策略

曾經編創了十四套回春抗老妙法，近年，又公開了調治衰老病的精粹要訣和元神靜坐法，在動靜相兼中，法於陰陽，用回春的招式，挽救衰老。在每日的大自然節律中，吃好睡好，排毒養顏，是抗衰祛病良方。各地學子都會自發組織，拿出一點時間，盼望跟隨我暢遊世界，一邊欣賞美好的大自然，一邊學習整體健康的抗老秘訣。大家讚佩我的健康教育，是生命的加油站和維修站，煥發青春活力，讓他們可以走更遠的路。

病衰篇

第五章

悄聲流失的生命

搶救無醫藥可癒的健康危機

儘管醫學飛速發展，也跟不上面臨著越來越多的疾病。

九種醫藥無法醫治的病

人類對地球的污染，導致生態環境惡劣，加上社會急促發展和競爭力大，而產生的心理壓力，造成無數的當代文明病，也成為扼殺生命的元兇。找出這些殺手，並有效地對付它們，是我五十年來不懈的堅持和成就。

無論當今世界醫學多麼日新月異，醫藥的進步，也追不上人類疾病的腳步！有九種病，醫藥束手無策。因為，醫生不是萬能的，只能解決暫時的困難，不能解決你的生命質量和老化。

於是，我從數百種醫學無策無效的疾病當中，將影響人的體質和醫藥治療無效的疾病做出以下的總結。對九種醫藥無法醫治的病，我們必須有以下的認知：

一、藥源病：用藥成習慣，多種藥物相互化學作用，傷害了肝腎脾胃；

二、行為病：不良的生活習性，如酗酒、吸毒、痴迷豪賭、作

息日夜顛倒；

　　三、心因病：「憂傷的靈使骨枯乾」，被多種負面情緒困擾於心；

　　四、衰老病：身體各項系統功能減退老化；

　　五、過勞病：最為現代人知曉的叫做「過勞死」；

　　六、貧陽病：缺乏陽氣的升發，陰氣重過陽氣；

　　七、不動病：從來不運動，四體不勤；

　　八、環境病：水和空氣、土壤受重金屬及化學物質污染，核爆污染；

　　九、遺傳病：以祖輩家族遺傳基因為主要致病原因的疾病。

　　我就是基於以上九種病，而編創一系列根本的、整體的、自我的方法，從不同的方面徹底地改變，解決身心靈整合的關鍵問題，以全方位調節法，令無數人的體質從根本更新。

　　我們在全球，能夠而且已經成功幫助的學員，他們分別有各種疾病或問題，例如心因病、藥源病、過勞病、早衰老、貧陽病、免疫力低下、青少年成長期發育障礙、身心不調、肥胖症、新陳代謝障礙綜合症、霧霾造成的氣血毒、畜牧漁農業化肥農藥轉基因造成的血毒腸毒、不良生活習慣、錯誤養生鍛煉、性功能衰退、辦公室症候群、緊張壓力鬱悶等。

青春策略

　　雖然無藥可醫，但也不能自暴自棄，不要放棄生命的自癒功能。我希望你找到自己可以改變的部分。對自己，有所謂的自知者明。長達半世紀的實踐證明：疾病是可以擊敗的！體質是可以轉化的！生命是可以掌控的！衰老是可以延緩的！生命是可以自主的！

築起生命的防火牆：
免疫力

為自己築起多層生命的「防火牆」，是身體自身的大智慧。

不要讓自身免疫系統打敗仗

免疫系統就是我們生命的防火牆，具有對抗疾病與衰老的屏障功能，負責對疾病的防禦，以及檢測病毒和細菌等有害物質，並可以將好壞區分出來，更有排毒、抗衰老、抗癌功能。

免疫力紊亂造成多種疾病，讓身體處於易感染的狀態，在這場冠狀病毒的人類大劫難中，染疫者顯然是自身免疫系統打了敗仗。

當我們面對疫情，產生焦慮、悲觀、恐懼等情緒的時候，最先攻擊到的是身體的免疫系統。

人體免疫系統有大能力

免疫系統器官包括皮膚、扁桃腺、脾臟、淋巴結、胸腺等。免疫細胞包括淋巴細胞、吞噬細胞等。免疫分子則有免疫球蛋白、溶

菌酶等。人體如此強大的免疫系統，有以下五種能力：

一、皮膚免疫力：人的皮膚和黏膜及其分泌物是人體免疫的第一道防線，具有對抗外在細菌的屏障功能。否則，未老先衰，皮膚粗糙，長色斑、濕疹、暗瘡等。

二、自體免疫力：由免疫系統器官及免疫分子組成，是身體的防禦能力，如果出現問題，就會有糖尿病、紅斑狼瘡、類風濕關節炎、慢性甲狀腺炎等。後天免疫力缺乏症（愛滋病）也是免疫活力降低的典型表現。

三、腫瘤免疫力：血液中的細胞屏障，包括吞噬細胞，能增加白血球吞食細菌和癌細胞的功能，是監控並且消滅腫瘤的系統能力。一旦低下，尤其有癌基因者，癌細胞立即攻擊好細胞，吞噬好細胞。

四、淋巴系統排毒力：淋巴系統有淋巴細胞，如身體的吸塵器，也是血液的清道夫，它負責人體細胞免疫，其中 T 細胞具有攻擊病源能力，B 細胞分泌抗體，對抗癌細胞。

五、過敏免疫力：當人體接觸到致敏原，如動物毛髮等，免疫系統就會作出抵抗，而使過程中造成身體不適，包括起紅疹、發癢、紅腫等過敏反應。

在西醫經驗可知的範疇裡，仍然有很多突發性疾病，沒有人知道具體誘發的原因。現代人越來越容易患各種各樣的病，是因為不注重健康嗎？很多人，委屈地告訴我：我非常注意養生，很多東西都不敢吃，長期走路和吃保健品。但是，眼前這一場冠狀病毒免疫風暴，仍然躲不過，甚至有家人被帶走了性命。

青春策略

我們很多時候低估了身體的智慧，其實，人體裡有著一套精密的免疫系統。我這裡說的精密的免疫系統，不僅僅是西醫所說的狹義的免疫能力，在對抗冠狀病毒肆虐全球的時代裡，為了讓大家鞏固免疫力防火牆，我多增加了四種增加免疫力策略，就是：自我診斷、自我健康管理、自我修復及細胞再生。用這四種你天生就有的本能，增強上面的五種免疫力，為自己築起生命的防火牆，必能減少疾病，達到健康長壽！

毒素積累篇

第六章

十毒不排，健康不來

生命的垃圾：十大陰毒

減壽並加速衰老的生命垃圾

我到八十歲仍然小腹平坦，腰部沒有多餘的脂肪，能被學員讚嘆為「小蠻腰」，與我平時注意排除致老的「十毒」，避免自身「中毒」，有很大的關係。

人類衰老的過程就是毒素積累的過程，人的一生都在慢性中毒的過程中。為什麼不吸煙的中老年人，肺部 X 光片也不如青少年的紋理清晰？為什麼長年吃素的佛道修行人，還會有膽固醇高、糖尿病？又為什麼老了以後會有老人斑？

身體有沒有毒素？答案是肯定的。讓人類減壽並加速衰老的十大陰毒，是生命的垃圾，讓癌症成為常態。俄羅斯的諾貝爾獎得主、病理學家伊利亞梅契尼可夫說：「疾病的真正原因不是細菌和病毒，而是體內各種毒素累積起來形成了毒污垢，毒素又被身體再次吸收，引起自身中毒，導致疾病和衰老。」所以人人都需要排毒！當新陳代謝不正常，那麼細胞產生的垃圾和毒素就排不出來，於是

堆積的脂肪和血中的垃圾，便形成了囊腫，久久堆積在身體裡，繼而變成腫瘤，最後被開刀切除。所以中毒者最明顯的現象，就是需要不斷地開刀動手術。

然而，怎樣排除、避免這些傷害呢？

你可以對照自己來想一想，你十毒俱全嗎？

一、痰毒

痰是有形的最大陰濁。中醫講：百病多由痰作祟。痰是有形狀的，又是人體中最大的一個陰毒。

為什麼要這樣說？先看我們的小朋友，只要感冒了就先咳嗽，然後吐痰。這說明痰毒來侵襲了。我們又常常看到很多老人到晚年的時候，喉嚨不清，聲音也沙啞衰老，說話多了還有痰盛現象，都是因為痰毒肺不清而造成的。很多長者在生命的最後階段時，在病危時要用機器抽痰，相當痛苦的。

痰毒，可以使我們的肺功能受損，而且造成淋巴腫大，並且讓人常常感冒，不但減少壽命，同時讓患肺癌的風險也增大。

二、水毒

人離不開每天喝水，所以水是非常重要的，從地域環境來講，喝水決定該地區的地方病和健康概率。位於中國廣西西北部的巴馬長壽村擁有多名百歲老人，其長壽的原因和當地的水大有關係。

若是水裡面有重金屬、化學污染物，會讓我們的膀胱受損，水代謝異常，加上自身的出汗功能和排尿功能隨年齡增長而下降，所以就造成了水毒。中水毒的人，一般表現在下身和腹腰肥胖，另外

也會有頭痛或風濕的毛病。

從水龍頭直接出來的水，是不能立即喝的。最好喝過濾水，瓶裝水放太久也不好。

三、氣毒

全世界每年因為空氣污染造成的死亡人數高達四百萬，真是駭人聽聞！氣毒危害健康，是非常可怕的物質。例如二戰期間，法西斯分子曾用毒氣殺死很多人；如果遇到火災，很多人並不是被燒死了，而是被嗆死的。兩者都說明人的肺部一旦受到傷害，就可以致命。

世界衛生組織國際癌症研究機構發表報告指，大氣污染令人類致癌。空氣中含有多種對人體有害的物質，隨著物質數量增加，人長期暴露於高濃度污染的空氣中，那麼死亡率也會上升。

空氣污染對我們的健康影響很大，容易引發各種身體疾病。首先，空氣污染會損害腦細胞、心血管和肺功能，而且造成壓力和壞情緒，免疫力降低。其次，呼吸系統感染容易造成口臭問題，以及引發皮膚病，使人面色不佳，皮膚變差，衰老情況越發明顯。

那我們能離開這片天和地嗎？不能！

我們可以做的，就是把接收的氣毒，盡量每天及時地排除出去。早晨太陽剛起來，有陽氣照進我們的房間，或者是灑落到植物上的時候，是一個「好氣」的環境，我們最好是立即到樹木前深呼吸。若是搭配肢體的升降開合動作，打開肺和心經，我們身體裡面的氣就開始活躍了，新陳代謝功能便開始加強，這樣就能夠把我們身體裡面的濁氣，明顯地排出去，譬如大家都感覺得到的打哈欠、流鼻涕、流眼淚、出汗、打嗝、肛門排氣等等，都是我們排除濁氣，對身體打掃衛生的良好反應。

四、腸毒

在澳洲，我擔任抗衰老促進會理事長，本會中，有一位在昆士蘭大學有研究室的土壤學博士。近年來，他全家享用了我研發的養生功能方便包包，讚不絕口。我請他一起錄播講授食療課程的初衷。他講到：民以食為天，食以地為源。然而，現代農業，土壤的反復耕種、超標的農藥、化學肥料、殘留劇毒的殺蟲劑，已經造成了農作物的營養價值大不如前；另外市場所售的快餐垃圾飲食，麵包糕點中的食品添加劑、色素、增香劑等，都令腸道積累了大量毒素；再加上缺乏有益菌和宿便問題，導致細菌病毒堆積在腸中，形成腸毒。

為了清除腸毒，我用排腸毒的健康飲，保證了許多人二十多年宿便便秘者，每天大便通暢，這是身體新陳代謝旺盛，腸道正常的表現。所謂宿便就是住宿在腸子裡面好幾天的帶有很多毒素的大便。這些毒素夾雜著飲食裡面的農藥或化學的東西，宿便的堆積，使裡面的細菌、病毒、毒素重新被吸收，再循環到血液，如此一來，便增加了血毒的危機。

五、脂肪毒

脂肪也是毒素嗎？是的。脂肪代謝異常，會造成脂肪肝、心血管脂肪瘤、血脂高，或者是「心包油」和腦血管硬化等。

脂肪毒也會讓體態衰老，這是一個很可怕的情況。你的腰圍越大，你的健康就越差。所以我們必須排毒，排除血裡面的脂肪，排除身體脂肪的毒素，這也是一個非常重要的課題。

脂肪毒最明顯的表現就是，體形老化了。多餘的脂肪大多堆積

在腰腹，小腹不再平坦，吃一點東西就造成腹部突出腰圍變大。這就是脂肪堆積帶來的問題。與我同樣年齡的朋友，幾年不見，相見之後，給我最大的震撼，就是體形變得很可怕——由於皮膚缺少了彈性，面部不再豐潤，而所有的脂肪好像都堆積到了腹部！

六、血毒

這個血毒是很可怕的。中醫講「肝主藏血」，説的是肝臟主宰血液。肝臟是濾血造血器官，當它的功能受損，過濾功能變差，使自由基、化學殘留物、重金屬、油污、鉛汞等超過千種雜質，形成血液中的垃圾，堆積在血液中。如果我們看到某個人的容顏不夠美麗，皺紋很多，黑斑很多，皮膚粗糙，或者是頭髮早白，看起來沒有青春活力，大部分是因為血毒造成的。血毒是女性老化的罪魁。癌症患者更甚，癌細胞一旦入侵有毒素的血液，便如魚得水，肆無忌憚地吞食好細胞中具有免疫力功能的白細胞，後果就是被癌症奪去生命。

七、濕毒

當一個人濕氣過重，入皮人蒼老，入五臟六腑多種疾病纏身，入骨則風濕下肢弱，容易生腳癬，或出現過敏症、濕疹、皰疹，並感到昏睏、疲倦等。

八、瘀毒

有人靜脈曲張，有人身體表面突然會瘀青一片，這些就是血液

中含瘀毒的表現。

當筋不舒，氣不暢，血循環不順，淋巴脹腫，以及感到各種疼痛，都是經脈不通的現象。最明顯的表現在女性經痛，這是因為從年輕時忽視月經不調，造成舊血瘀留子宮，是中年以後患上子宮肌瘤和子宮頸癌的禍首。

九、藥毒

日本有一位病理學家在屍體解剖時發現，大約百分之五十的死者，其死亡原因與西藥副作用有關。世界衛生組織曾嚴肅地指出：「全世界有三分之一的病人不是死於自然疾病本身，而是死於不合理用藥。」在對癌症患者的治療方面恐怕要大大超過這個比例。

多年吃藥，不當地用藥，引致藥源性疾病，其副作用是加重腎及肝的負擔。

十、心毒

美國 *Nature* 雜誌曾經發表過一篇研究報告——《壞心情產生毒素》，報告中指：「在心理實驗室中的試驗顯示，我們人類的惡念，能引起生理上的化學物質變化，在血液中產生一種毒素。當人在正常心態下向一個冰杯內吐氣時，凝附著的是一種無色透明的物質；而當人處在怨恨、暴怒、恐怖、嫉妒的心情下，凝聚起的物體便分別顯現出不同的顏色，通過化學分析得知，人的負面思想會使人的體液內產生毒素。」

青春策略

毒素不排，健康不來，排毒是太重要了。排毒是人人需要的。為此，我在八十歲生日之後，開始為學員們安排健康功效的「飲與食」。這是經過我多年研究和實踐，以地中海飲食結構為綱，選擇全球頂尖蔬菜水果冠軍，用有機無農藥化肥的澳洲廠家，針對排出生命中的垃圾，特殊處方訂製而成，對於排走十毒中的八毒非常有效。這成為了雲門健康家族返還青春的獨門手段。

讓我們每天將體內毒素清潔乾淨吧！我完全相信：當人體的正能量及時驅除負能量的生命垃圾，青春亮麗的風采將伴你一生。

啟動七大排毒管道

人體抗衰老最重要的是「代謝的概念」，啟動你身體的所有排毒管道，是我多年研究實施的回春療癒手段。

不給毒素落腳的機會

毒素不排，健康不來。毒素不來，身材才美！啟動你的七大排毒管道，讓排毒系統運作正常起來，是我的整體健康法中非常重要的部分。所以至此，大家會明白：為什麼要求我們的雲門健康團隊都向我的身材看齊？因為啟動你身體的所有排毒管道，是我多年研究實施的回春療癒手段。

人到了中年，因為環境的影響和新陳代謝的原因，普遍都會在身體裡積聚不少毒素。毒素那麼多，怎麼辦？換血嗎？吃什麼排毒藥嗎？請千萬不要用自己的身體胡亂試，因為藥毒更可怕！

我們身體每天都在新陳代謝，其實每天都會產生毒素。再加上現在的食品安全問題，吃進去的毒素，以及空氣污染的毒素，種種毒素如賊，久而久之地在不經不覺之間偷走了你的身體健康，並且當這些毒素一旦進入了我們的血管和臟腑，安營扎寨，侵犯好細胞，造成癌變，那排毒就變得越來越艱難了。

身體裡有哪些排毒管道呢？

一、腸道

我們每天都需要排便，很多人卻有便秘的問題，或者是大便不成形，或者是有五更瀉（五更即寅時，五更瀉指在清晨三時至五時腹瀉）等等，在這個大便的問題上反映出身體和消化系統的不健康。

疾病體現為垃圾的堆積，將最大有形的垃圾排除，就是排便功能。如果有一天，你連排垃圾毒的能量都沒有了，只靠灌腸維持餘生，生命就暗淡無光了。

二、肺

呼吸系統包括氣管、支氣管、肺等組織，肺幫助我們將二氧化碳從血液裡排出身體，當患有呼吸道炎症、肺纖維化和呼吸系統綜合症等，呼吸代謝便會失調。若果患有肺癌，就會又咳又喘，生命就岌岌可危了。

三、皮膚毛孔

我們的皮膚是很大的排毒系統。很多人很少排汗，甚至不排汗，這是不利於新陳代謝的。如在氣血循環加速中排汗，可以排出體液中數十種毒素及燃燒脂肪。

四、肝臟

人的肝臟就是負責過濾血液的系統，能將血液中的壞細胞、微生物、化學物和毒素等過濾。但當身體出現藥毒，便會破壞肝功能及其排毒效率。

五、腎臟和膀胱

腎臟負責水分的代謝，如腎臟不能排走尿毒素等身體廢物，滯留於體內，便會中毒，稱為尿毒症。小便是否順暢，也很關鍵。

我的飲食療法中有「排毒飲、排腸飲、排肝飲」三種，因人制宜，每日一杯，排走毒素，身材皮膚就會亮麗起來了。

六、經絡

經絡不通造成氣血「鬱滯」，新陳代謝減慢，循環不佳，是所有慢性病的原因。

七、體液

調動氣血，可以增加體液，產生氣化排毒效應。唾液含有溶菌酶，可預防細菌增殖，是生命的活水，古稱「長生不老丹」。

青春策略

其實我們的身體很乖的，你對它好一分，它就對你好十分，是

「滴水之恩，湧泉相報」的。只要按照我的鍛煉方法，每天做幾分鐘，以暢通身體，待真氣發動後，打噴嚏、流眼淚和流鼻涕等都可以排除肺臟毒和肝毒，咳出黏附細菌、難以排走的毒痰。通過每天及時排毒，就能夠把身體全面的排毒系統啟動起來。不給毒素落腳的機會，毒素無處可藏，氣血便乾淨了，那麼身材自然變得更美。

排毒第一招：以汗排毒

這是我的療癒法的第一招。身體裡面有十大毒素，稱為陰毒，是因為它屬於陰暗的、藏在陰處的，對身體有負面影響。如何排除身體十大毒素？又怎樣逐步排毒？並且哪些是排毒反應呢？我用「升陽排濁法」，調動人體正能量循環祛除濁病負面陰毒。最能感受到的一個反應是：身體在幾分鐘內開始發熱，先是微微出汗，接下來就排出很多帶有毒素的汗。汗裡有毒素嗎？當然有！

出汗就是在排毒

一個人，定時定量地排泄體內不需要的物質的基本功能，就是排便、排尿與流汗。很多人有出汗量少的問題，也就減少了排出毒素的機會。排汗的作用是：

一、排出重金屬毒素

汗具有排泄體內疲勞物質或對人體有害的重金屬、毒素的重要作用，而且遠比尿液能排出的多。重金屬毒素對人的身體傷害很大，特別是腦部，容易引致腦部老化。

二、調節體溫

健康的出汗，能夠強化體溫調節功能與自律神經。汗從人體表面氣化，讓人感到爽快，對精神也有很大的幫助。

三、美容

藉著打通經脈，使得氣血能量運行順暢，身體正能量增加了，身體感覺發熱，促進了血循環的新陳代謝，濁汗排出，皮膚開始變得光潤、輕爽，達到美容之效。中醫講「肺主皮毛」，也就是說肺和皮膚毛孔是相為表裡、相通的。排汗必須將肺經啟動，以汗排毒是最直接的排毒法，但是很多人要在跑步機上艱苦地鍛煉才能達到。

青春策略

我的排毒動療法「蓮花掌四十八式」，第一式為「升陽」。首先，建立天地人三才的順暢通道，以便借助天地之能量，將身體氣機升降轉換，排除全身的濁氣和病氣，升發肺經清陽之氣。接下來，從中醫的角度，編排打開手上六條經絡，首重於打開肺經和三焦經。調動排毒系統發動起來以後，隨之而來的是氣血循環加快，身體發熱並出汗，當身體微微的發熱了，表示這是真氣能量發動了。

身體立即出現的反應是：淚水、汗水、口水、鼻水順著能量的啟動而運作和暢通，血液毒素、重金屬物質等就隨之流出體外。

不少人過去好久沒有出汗了，其實這是汗腺的功能退化了，它是人體非常重要的排毒系統。失去了這樣一個大的排毒系統的作用，健康一直在走下坡而不知其所以然。我們要撿回來，因為人流汗跟健康關係非常大。很多人告訴我：「我以前很少出汗，而您安排的簡單的動作就使我汗衫濕透，比做桑拿浴還要爽透呢！好舒服！」汗排得多，隨之而來就是皮膚有好轉，變得光滑細嫩，黑斑消除。同時，腰部和腹部的脂肪減少，體重明顯地下降了。

排毒第二招：
排濕毒，體自輕

　　有一種人吃很少東西，卻還是會胖。節食、吃減肥藥或吃瀉藥，都是錯誤的減肥方法，會使身體虛弱或者下降的體重迅速反彈。

　　從體形觀察，如果你的身體從腰部至腹部肥大的話，就是濕氣過重。

腎與脾：水分管理局

　　在我們的身體裡面有兩個臟器是「水分管理局」，它們就是各司其職的腎臟和脾臟。凡是身材衰老、肥胖、肌肉鬆弛，絕對與這兩個器官有關。所以，我編創運動療法時，依此醫理，方法著重調理脾腎兩虛之象。

　　腎臟的作用是什麼？

　　它負責儲存和產生人體的能量，這個能量向上蒸發，好像我們蒸飯一樣，水氣是向上蒸騰的，並且把水分布滿全身。同時，腎臟會藉排掉鹽分、水分與分泌腎素等荷爾蒙調解血壓，以及隨尿液排

出攝取的蛋白質代謝後產生的尿毒素等廢物。當腎生病，水分的排泄功能不好，無排出多餘的水分及鹽分，就會形成水腫，令腹部和下肢沉重而肥胖。

脾臟的作用呢？它主運化，即對飲食物的消化和吸收。它與胃互相配合，負責把身體內的水分吸收到血液裡面，一部分廢物再進入腎臟製成尿液，由於腎臟和脾臟的聯手，形成了人體的水分循環。

如果腎虛，水分的運作就會產生問題，但是如果脾虛了呢，大量的濕氣會在體內聚集起來，濕氣和脂肪黏混著，讓人看起來很胖。

我的自然減肥塑身法

我為什麼被大家追捧幾十年？就是因為我推行的減肥塑身法不同於市面上任何節食斷食挨餓的方法。理論依據是什麼呢？

在人體十大毒素中，濕毒是造成肥胖和很多疾病的罪魁禍首。

讓我們了解中醫說生病的因素七步曲：虛則寒，寒則濕，濕則凝，凝則瘀，瘀則堵，堵則瘤，瘤則癌。

濕毒是因脾虛造成，但是與肺臟和腎臟息息相關。按照五行學說，肺為脾之子，脾母虛弱之後涉及子，即是肺。所以，脾虛造成濕氣重，還會伴隨一個特點，就是痰多。

祛濕、補氣血、加強肺的氣化功能

我的做法之所以立即見效，是依據以下醫理而編創的。先從四個相連的臟腑關係來講，你就更明白了。

首先，這種人的肥胖是因為脾虛而引起的。

第二，脾虛造成濕氣過重，濕氣重讓脾更虛。

第三，脾臟運化功能強了，才能擺脫濕。

第四，肺為腎之母，肺氣足了，就會加強腎臟排尿的功能。這是根據經絡和五臟六腑學說的。

將脾肺腎三臟進入五行相生的調節，著重於祛濕、補氣血、加強肺的氣化功能。當體質明顯改善了，新陳代謝改變了，便能展開身體多餘水濕的排除，自然而然身輕體健，皮膚也變得光澤，馬上就顯示體重下降的功效了。

減肥的誤區

有些減肥時常犯的錯誤，會導致越減越肥，千萬要注意：

一、濕氣很重的人，本來就脾腎兩虛了，若是再吃減肥藥或利尿藥，不但不能減肥，還會進一步傷害這兩個器官，對健康非常有害。

二、不知道從什麼時候起，出現了所謂一天八杯水的健康法，說多喝水可以排毒，還可以洗大腸。其實，這樣喝水，非常傷腎，嚴重的還會造成腎虛，憋不住尿。水不是用來排毒的，是用來消化吸收成為體液的。忙碌的現代人，什麼都追求快，猛灌猛飲，結果導致胃如同儲水囊，很快以尿液排出去，沒有辦法成為體液。

三、讓「精氣神十足」。身材的健美，還包括用「精氣神」保養。精、氣、神充足，可以達到「內則五臟敷華，外則肌膚潤澤，容顏光彩，耳目聰明，老當益壯」。

一個人，只有精力充沛，神采奕奕，才能體現出美的精神狀態，如果面貌和體形都很美，精神上卻是頹喪的，也不能稱其為健美。

青春策略

我的學員中，中年人佔九成。早防老，走對路，這是成功人士智慧的抉擇。人到中年，生理機能開始下降，正是一生中最需要把握轉機的重要時刻。如果能調動身體正能量，促進新陳代謝，使經絡暢通，氣血運行，就能防止早衰，獲得充沛的精力，預防到老年時百病纏身。一些老人還出現牙齒復生及聽力恢復，他們多感精力不足而來學習，結果，他們非常高興地說：「現在不感覺疲累了，過去一年幾次的感冒也遠離而去了，形體健美了。」一些肥胖者的體重減輕了，肌肉變得堅實有力，鬆弛的「虛肉」也消失了。

排毒第三招：
讓腸年輕起來

每日起床後，先啟動自己的大腸排毒系統，這是我們一日健康生活的要事。

腸道年輕，人必青春

人體排毒的第一管道是腸道。如果一個人的大便不通暢，久之，宿便就是造成若干疾病的來源。有便秘的問題，整個身體的中毒現象就是表現在提早的衰老，這是很明顯的。便秘的人皮膚乾燥、沒有光澤、精神不佳，也出現體氣不好、小腹大的問題。只要站在我面前，一望便知。

在我學員裡面，這個病症的比例相當大。

每當一個課程結束，收到最多的回響和反饋，就是幾十年的便秘問題解除了，曾經嘗試過用各種方法通便，甚至洗腸，終不見效，非常痛苦。常常收到各種各樣的症狀報告，才知道原來很多人不僅受便溺之苦，還有腹瀉、腹痛、大便不成形、淌血、肛門痔瘡等等症狀困擾，而透過我的課程，問題真的徹底地調整改善了，而且大便能夠定時定量。這就是非常大的變化，也是排毒的奇蹟。

什麼時候排便最好呢？早上五點到七點，這是按照人體的「子

午流注」來說的。大腸經這時候當令開門，順利排便。所以我們最好早上起來，趁著這個大腸經最活躍的時機，排掉身體的垃圾。如果便意不來，你可以在早上起床以後，練習七分鐘蓮花掌，或是十五分鐘大乾坤。只要一練，肺部陽氣上升了，對應的大腸陰氣便會下降，這個時候大便感覺就會來了。

青春策略

每日起床後，先啟動自己的大腸排毒的系統，這是我們一日健康生活的要事。啟動腸的順利排便，讓我們當作一天的第一件必做的事，作為一個功課來做，不出些日，就會根本地改變過去的不良的排便習慣。你的身體會漸漸形成一個規律性，有了這個良好的規律的話，我們身體的健康便大有指望了。

早餐可加一小杯希臘乳酪，其中含豐富的腸道益生菌。我為學員選擇的澳洲有機「益生元排腸飲」，一湯匙沖成一杯，內含益生元和益生菌，並由數十種有機蔬菜水果組成，獲得澳洲食品管理局獎杯，有效地幫助了學員從多年長期便秘解救出來。

美容篇

第七章

皮膚凍齡

皮膚是健康的標誌

自古以來，追求美的方式很多，有化妝美容、整形美容、飲食美容……其實，「真氣美容法」比任何保養品還要有效果，而且不會傷害皮膚，造成未來的後遺症。用調動自身的真氣，最為排毒養顏。經過我這一生的實踐，證明人體的能量——元氣，是最妙最有效的美容品。

健康的皮膚「4S」標準

身體如同大樹，皮膚如同樹皮，保護著身體，更是臟腑狀態的呈現，健康則皮膚潤澤。如疾病纏身，皮膚自然枯萎、老化，滿身瘡瘍。因此，皮膚是健康的標誌。自古以來，即有皮膚是人體健康的一面鏡子之說法。「膚如凝脂」、「肌膚勝雪」是古人對好膚質的形容，不一定符合現代人的審美觀。如今，對於皮膚，人們追求的還有美感。

美麗健康的皮膚有標準嗎？

健康的皮膚有一個「4S 標準」：它們是「smooth」，即平滑；「shining」，即有光澤；「soft」，即柔潤；「sexy」，就是美感。人不論年紀多大，都不會忘記對美的追求。但儘管如何化妝，如果身體不健康的話，不是皮膚太乾燥，就是油脂過多，每天在鏡前顧影自憐，煩惱是可想而知的了。換句話說，如果一位女性患有內臟器官的毛病，或是荷爾蒙的分泌不調和，並且久病不癒，那麼她便不會有豐潤而富有彈性的肌膚。身體是否健康，與皮膚的光澤美麗有密不可分的關係。如果身體的狀況不好，不論怎樣化妝，都無法使人產生美的感覺。其實，真氣飽滿、體內純淨、經脈暢通就是美麗皮膚的保障。大多數的朋友對自己的身體狀況幾乎是完全不了解。大家還陶醉在「現在沒什麼症狀，應該身體還不錯吧！」的假象中。其實二十五歲起，老化就開始了。隨著老化，身體自我修復的能力就開始越來越弱了。特別是這幾年開始，越來越多人都漸漸開始意識到，如果不快些留住青春的腳步，我們正一步一步走向提前衰老的時代。抗生素的發明及西醫的發達使得本來會致命的疾病得以醫治，但是對慢性病、惡性腫瘤、人體衰老卻仍然是束手無策。當皮膚隨年齡增長出現老化現象，皮膚細胞再生作用也減緩了，皮膚就變得黯淡無光，沒有生氣。所以想皮膚美麗，常保青春，就要讓我們的皮膚裡面的細胞得到很好的保養。

美麗是由內而外的

當皮膚隨歲月老化，皺紋就悄悄地爬上了美麗的面孔，用再多的保養品、再多的蜜粉也難以挽救，醫學美容療程也很難快速、徹

底地「回春抗老」。想要消除皺紋，改善容貌，最好是從刺激細胞活化、更新開始。健康有生氣的皮膚，會反映出一個人健康的習慣和健康的身體內在，皮膚的美是從裡面向外發出的，如果你照鏡子時發現自己的皮膚展露疲憊的狀態，黯淡沒有光澤，就是證明你的新細胞製造開始緩慢下來了。在此同時微細血管的循環也逐漸變差，因此皮膚細胞得不到適當的養分，皮膚開始乾燥，皺紋就慢慢爬上了面龐。

青春策略

所以，想要皮膚青春不老，先要優化各個器官的功能，改變身體內部健康和自我修復的能力。因為，美麗是由內而外的。

年輕二十歲，人人可行

青春永駐人人都可以做到。未知世界永遠大於已知世界，不知道的事，別忙著否定它！

你可以擁有比實際年齡年輕二十歲的美麗的外貌。然而，時間是最無情的，無論你願意不願意，它就在每分每秒中悄悄地消失了。器官的衰老是從出生時開始的，皮膚也不例外，隨著年齡的增長會有明顯可見的衰老跡象。實際上，皮膚的老化，是始於皮膚細胞的衰老，是由內部因素和外部環境協同損傷我們的容顏。滿是皺紋的皮膚讓人看起來比實際的年齡要老，皮膚的功用不只是為了修飾容顏的外觀，事實上皮膚是身體最大面積的器官，而且是最「辛苦」的器官，因為它執行很多重要的任務呢！

一、保護作用

皮膚是身體對外的第一道防衛線，它具有將身體與外部環境隔離的屏障作用，保護著身體的體液，所以我們說它是身體的保鮮膜。

皮膚外的角質層及皮膚內的免疫細胞，可保護人體免受微生物感染，防止外部細菌和病原體等入侵身體；對內則可以防止體內水

分、電解質流失。如果皮膚面積破壞過大，例如遇上火災大面積燒傷皮膚，會造成電解質不平衡，進而引起感染、休克或死亡。

二、呼吸作用。

人是恆溫動物，除了血管和汗腺等，會透過擁有數百萬個毛孔的皮膚與外界聯繫，調節體溫。當天氣熱時，皮膚會擴張毛孔，幫助散熱；天冷皮膚則會收縮，防止體溫流失。

三、知覺作用

我們能感受外界的刺激，如冷、熱和痛的感覺，是因為皮膚布滿神經末梢，這些神經向中樞神經傳達，讓我們擁有觸覺。

四、製造維生素 D

人體適度曝露在陽光中，皮膚會自然合成維生素 D。維生素 D 可預防軟骨疾病和骨質疏鬆。為了促進體內鈣、磷的吸收，每天要有一個時間給自己接觸陽光。

五、新陳代謝

皮膚細胞有分裂增殖和更新代謝的能力，隨著年齡增加，代謝周轉時間會變得越來越長，即是代謝功能減低。

六、分泌作用

皮脂腺分泌皮脂，幫助皮膚預防水分流失，也能夠形成保護膜潤澤肌膚；排汗的汗腺，藉著出汗將人體的一些廢物、毒素排出體外。所以，應常常鍛煉，讓全身微汗排毒。

皮膚回春凍齡五妙訣

隨著年齡的增長，我們的身體分分秒秒都在氧化，尤其是皮膚細胞的新陳代謝能力也會越來越低，美麗便在時間中慢慢地流走了。我揭秘皮膚回春凍齡五妙訣如下：

一、善於利用皮膚的再生功能。幸好，皮膚最大的特性之一，是可以再生，表皮細胞會不斷重複分裂、角質化。它的再生功能，能促進新陳代謝的發生。我曾經在鄉下的烈日下曝曬到手臂如同套袖一般地脫下一層皮，也曾經上山修行時，被山蚊子咬得兩腿腫大感染流膿，傷痕累累，幾年不敢穿裙子。但是，這些都恢復了。

二、使用真氣美容法。怎麼對付皮膚的老化呢？在台灣很流行美容院，香港也如是，很多人定期的去做面部護理。我沒有這個習慣，也不覺得有需要。在三十年前，台灣台視文化公司出版了我的錄影帶《美容功》，介紹用元氣能量浴面美容。我從幾十年前開始每天使用美容法，因此至今八十有餘，皮膚仍保持彈性，面部比較少見一般老人的的鬆垮和堆疊的皺紋，手面及全身無老人斑。我的父母也一生堅持此法，至九十多歲時，面無皺紋和老人斑。

三、使用基因修護法。隨著衰老，身體的 NAD ＋（身體的輔酶）的修復能力下降。NAD ＋損傷的積累會使細胞的穩定性下降，最終會導致皮膚老化，甚至患上皮膚癌。填補 DNA 複製缺陷，修

護延長細胞端粒，促進細胞分裂次數，延長細胞壽命，實現從 DNA 級別逆轉衰老。經過科學家臨床試驗表明，服用 NMN 的食品輔助劑，身體各部位皮膚的斑點明顯減少，改善皮膚衰老狀態。

四、保持恆定的體重，才能永保青春的體態。不適當的減肥實際上是去掉皮膚下面的水分，打亂我們的水代謝的平衡，更顯衰老。我們應保持相應的、恆定的體重，或者是慢慢地減肥，循序漸進，這樣的話，就不會喪失皮膚的彈性，導致鬆弛下垂。

五、吃抗氧化食物，就是抗衰老的妙藥。藥補不如食補。什麼樣的飲食能夠使人年輕呢？抗氧化的食物能夠讓你越來越年輕，讓皮膚維持抗氧化的狀態，就是抗衰老的秘訣。我一生極為重視的法寶就是健康的飲食習慣。

我所做的是：開展三年的食療課程，將以食養生的寶貴經驗傳授，並在飲食當中安排攝取抗氧化的物質。這樣不僅可以讓人從體內產生不同的功用，更可以使人在外貌上產生回春的效果和充滿活力。此外，地中海飲食金字塔結構也幫助身體維持良好的功能。

青春策略

我的雲門不老回春集中營的學員，從外貌看去，身材和皮膚都比實際年齡要顯得年輕至少十多歲。幾十年來，我的容顏衰老較慢，還有一個重要的原因，是我擁有愛，如同在我傳法五十週年慶典的大會上舞台上所標示的宗旨：「愛，生生止息！」愛的力量，可以改變一切！我獲得青春不老，是不斷地從幫助他人解脫老苦、病苦，而取得心靈的豐盛和喜樂的結果吧！

第八章

望而知之外貌的風水

臉是五臟熒光幕

神造人時給人體許多巧妙的安排，從身體的很多方面，我們都可以觀察出自己健康的狀況。

反映身體內在機能的鏡子

春秋戰國時代的神醫扁鵲，有「望而知之」本領，遠超過「望聞問切」四診法。我在數十萬學員的多年經驗積累下，可以從每一位患者的面部、耳朵、眼睛、手掌、體形、氣味等，觀察出該人的基本健康狀況。今天告訴你照鏡子時，觀察自己的方法，看一看有哪些是你從來都不曾察覺、不知道的。臉色不好看象徵著身體有問題，其實每個人的臉上多多少少都會有一些小瑕疵，而這些不容易注意到的瑕疵，都顯示著身體大大小小的問題。

臉色可看出氣血是否順暢

氣血通過經絡，會注於面部皮膚，從而呈現出色澤。因此，氣血的盛衰及運行情況，必定會從面色上反映出來。

一、臉色潮紅：心臟可能有問題

臉色經常潮紅，並非是好事，尤其需要注意心臟方面的健康狀況，比如患有狹心症、心肌梗塞的人，或是有這些疾病潛在病因的人。同時腿部容易累積過多的水分而呈現浮腫的症狀。心臟若無法正常運作，就會造成體內的熱分布不均而使得臉色容易潮紅。

二、臉上長斑：警惕婦科疾病

臉上長斑，反映女性內分泌失調性疾病，諸如月經不調、痛經、子宮附件炎、不孕症等。中醫將成年女性面部色斑稱為「肝斑」，並認為肝鬱氣滯的人容易出現面部色斑，也就是說，情緒異常與面部色斑的形成和嚴重程度有著直接的關係。

三、臉色發黃：是脾虛的表現

如果臉色突然變黃，則很可能是肝膽功能不佳的跡象，急性黃疸型肝炎、膽結石、急性膽囊炎、肝硬化、肝癌等患者常會發出上述「黃色警報」。

四、臉色發黑：是腎虛的表現

因為腎臟功能衰退，患有尿毒症的人，皮膚大多發黑、發乾，並伴有瘙癢。在皮膚上長腫瘤往往有所表現，例如膚色較之前黑。若是手背像絲絨般增厚，很大可能是惡性黑棘皮病，或許有胃腸道惡性腫瘤的可能。有些人在眼、嘴、生殖器等部位潰爛，身上出皰

疹，應檢查是否有腫瘤細胞。

健康訊息寫在你的臉上

觀察皮膚能幫助我了解病患，做出正確的診斷。最典型的是糖尿病，患者常見的皮膚問題是瘙癢，這是因為皮膚的糖分增高，神經末梢對刺激更為敏感而導致的。另外，糖尿病患者還很容易患有足癬、體癬、毛囊炎、癤腫、丹毒、霉菌性陰道炎等感染性疾病。所以，若有皮膚反覆長癬或癤腫，應先去查血糖，警惕是否有早期糖尿病。還有些人長期為濕疹和青春痘所苦。但你可知道青春痘所長的位置透露了健康的訊息，顯示身體的警訊？

一、額頭。代表心火旺、血液循環有問題，應養成早睡早起的習慣，必須減少食用含糖分過高的食物，更要避免用太多的酒精。此外，睡眠要充足，並多喝水。

二、鼻子。如果是長在鼻頭處，可能是胃火大、消化系統異常；若在鼻頭兩側，就可能跟卵巢機能或生殖系統有關。鼻子兩側出現黑頭粉刺，輕微乾燥脫皮現象，表示血液循環不良。

三、下巴。表示腎功能受損或內分泌系統失調。女生下巴周圍長痘的可能是月事不順所引起的。

四、臉頰。可能是肝肺部功能不順暢。

五、太陽穴、臉頰兩側。這兩處出現小粉刺，顯示你的飲食中包含了過多的加工食品。因此，飲食必須加以節制，不要暴飲暴食，需要趕緊進行體內大掃除。

青春策略

　　人愛照鏡子是天性，學會用照鏡子觀看自己身體的健康狀況，只要於每天早晨在照鏡子時好好觀察臉上的一些變化，再綜合自覺症狀等，對近期的健康狀況變化，就能提早進入預防與治療。

眼睛是疾病的窗戶

眼睛裡蘊藏著健康的訊息，「一目了然」，是「望而知之」的大學問。

靈魂之窗

我們常常說，眼睛是靈魂之窗，為什麼會說眼睛是靈魂之窗呢？因為我們見到任何一個人，一定是先四目對視，從中看到的是這個人的神采，眼睛裡面有沒有精神。俗語說：「眼睛若明亮，全身就光明。」所以我們可以從一個人的眼神來看其精神狀態，所以才說眼睛是靈魂之窗。

在中國廣西省巴馬縣，有一個世界著名的長壽村，村裡有七十多名過百歲、身體很健康的老人。巴馬是少數民族瑤族的自治縣，在瑤族，他們不是用漢族醫生的，他們有自己的瑤族醫生。瑤醫給病人看病，會隨身攜帶一樣東西，那就是放大鏡。在使用中醫「望聞問切」的第一招望診時，瑤醫著重用放大鏡來檢查身體，因為用放大鏡一看，就一目了然了。望診，就是指用眼睛看病，有目的地觀察病人的精神、體態、面色、五官、皮膚和排泄物等身體訊息，從而看出端倪，對疾病作出正確的判斷，並且能夠按照病人的新症

狀和舊傷，預測幾年之後，甚至十年之後會有什麼樣的病。為什麼能夠達到這樣的功力呢？因為中醫認為，眼睛是體內五臟六腑的一個反射區，可以從中看到人的精神狀態和健康狀態。

以眼睛觀病，能一目了然

中醫看眼睛來診斷疾病，是以眼睛的五輪學說為診斷基礎的。眼睛基本上可以分為五個部分，包括：眼白（氣輪）、黑眼珠（風輪）、內外眼角（血輪）、上下眼瞼（肉輪）、瞳孔（水輪）。五輪分別和不同的身體部位互相對應，氣輪對應肺，與大腸互為表裡，故可反映肺和大腸的疾病；風輪對應肝，與膽互為表裡，故可反映肝膽的疾病；血輪對應心臟，與小腸互為表裡，故可反映心臟小腸的疾病；肉輪對脾，與胃互為表裡，故可反映脾胃的疾病；水輪對應腎臟，與膀胱互為表裡，故可反映腎臟和膀胱的疾病。

純淨的眼睛是最美麗的

什麼人的眼睛是最美麗的？我們可以看看剛生下來的嬰兒，他們的眼睛非常清澈明亮，而且光采晶瑩，黑白分明，黑的部分很黑，白睛的部分還稍微有一點淡藍色，眼睛是水汪汪的。但是眼睛會隨著年齡的增長而轉變。我們再看看老年人，他們的眼睛無神、浮腫、乾澀，有的人眼白混濁，或者眼白上布滿一些彎彎曲曲的血絲、黃色的斑塊，並且會經常流淚，眼皮發腫等等；有的人黑眼球的四周會有白色的環，這些都是病態的表現。

教你簡單的觀眼術

教大家一些簡單的方法，每天觀察自己的眼睛，從中看看身體是否出現異常，或者為家人，為你的孩子，當他們身體不舒服的時候，看一下是不是有如下的問題：

一、我們從眼睛的形態來看，有些人上下眼瞼浮腫，這代表水的代謝有問題，或者是呼吸道有痰。如果眼睛周圍是偏灰暗的，甚至有黑眼圈，反映身體處於疲勞狀態，有失眠的問題，精神比較憂鬱。有些中年人的內眼角有一些黃色的斑塊，這個一般是因為身體裡面的脂肪代謝出現問題，但是如果黃斑數量過多，就很可能是有脂肪肝，或者是高血脂症。

三、如果在眼簾的皮膚上有一些出血點，我們要考慮一下可能是有貧血症。

四、普遍老年人眼睛下方會有腫大的眼袋，這是正常的，因為老年人腎氣衰退，影響水液代謝。但如果是年輕的人出現這種情況，就代表脾臟和腎氣虛弱，導致睡眠質量下降，應及時補養脾腎。

五、如果眼睛常常感覺到很乾，並且發紅、眼淚多，是肝臟熱引起的。如果女生的上下眼皮發黑，一般是因為月經失調，或者是白帶分泌過多。

青春策略

教大家這些簡單的觀眼查病本領，有機會觀察一下自己的眼睛，看看身體到底是出什麼問題，尤其是為家人，為你的孩子，當他們身體感到不舒服的時候，不失為防患於未然的手段。

牙齒乃為骨之餘

如果想擁有一口健康、漂亮的牙齒，應從加強腸胃功能開始。

中醫有「腎主骨，生髓，齒乃骨之餘」的理論。牙齒的狀況，不僅表示著全身的骨骼健康，而且和腎臟的關係密切。所以隨著年齡增長，因腎氣的衰退，牙齒開始鬆動並掉落。反之，一個人如果牙齒或骨骼發育不好，通常腎臟功能也不盡如人意。無論你怎麼愛護牙齒，還是出現了蛀牙。這時，你要小心，這預示著全身的骨骼衰弱。尤其是更年期的女性，很容易發生骨質疏鬆症。

自查牙齦，關係健康

中醫又將牙齦視為胃的一部分，若是牙齦紅腫，應該要有所警惕，看看是否有胃部發炎的情況。牙齦容易出血的問題不只會發生在牙齦炎或牙周病患者身上，有些人如果腸胃不好，影響消化食物和吸收營養的能力，導致口腔血管變得非常脆弱，每當稍微遇到刺激，就會造成微絲血管破裂。再加上牙齒鬆動，並且伴隨著強烈的口臭等症狀，就是患上牙周病了。之所以會引致牙周病，不僅是因

為每日攝取鈣質過少，或者刷牙馬馬虎虎，刷得不乾淨，其實也與身體免疫力下降有關。

如果你想擁有一口健康、漂亮的牙齒，應從加強腸胃功能開始。強健的牙齒建立在良好的腸胃消化和吸收功能上，讓我們做一回自己的牙醫，看看你是否擁有全面的口腔健康？以下是健康口腔的標準：一、牙齒穩固，無鬆動；二、牙齒無殘冠、殘根、缺失；三、沒有蛀牙；四、牙齒無黑點、色斑、色素、牙石，無食物嵌塞；五、無口腔異味、口腔潰瘍；六、牙齦顏色呈粉紅色，無紅腫；七、刷牙時無酸痛、出血現象；八、吃冷熱酸甜食物，牙齒無酸軟疼痛感；九、唾液分泌充足，口腔無乾燥感。如果以上九項，你有兩項或以上沒有達到標準，那麼請注意，你的口腔健康已經亮起紅燈。

青春策略

世界衛生組織制定的口腔健康標準是「牙齒清潔、無齲洞、無疼痛感、牙齦顏色正常、無出血現象」，由此可見，口腔健康不僅要求牙齒健康，更要求牙齒的「土壤環境」即牙周健康。你可能需要每年至少洗牙一次。

骨本就是美麗資本

美麗身材必須有美麗骨本

我在養生會所，用書法寫著警句：「仰起頭、挺起胸、踮起腳、邁開腿、接地寶，身材窈窕永不老！」

當我將此秘訣傳授給學生們以後，大家讚嘆不已，紛紛表示說：「這樣走路才幾分鐘，效果較平時走路一小時都好啊，舒服又不累，終身受用呀！」

八旬高齡，為什麼要這樣走路？有人哇哇叫：我從五十歲已經不能穿高跟鞋了。

因為我認為抗衰老，首先要從自己的下半身骨子裡做起。我八十二歲高齡，每天必定警告自己：不能生病、不能摔倒。十年前曾不慎在後院餵食水鴨和黑天鵝時，因為急忙下坡不慎滑倒，嚴重摔壞了膝蓋，當時坐在輪椅上，醫生建議換人工關節，我拒絕了，硬是用這種方法，自我調治恢復了。近期經醫生檢查，尚未出現骨質疏鬆。說明我的面容和身材，與骨質密度較好有直接的關係。

然而，見到周邊的同齡人，幾乎大多跛行或動手術換人工關節，內心感到不勝唏噓：年齡真是一把無情的鋼刀啊！家有老人，你最擔心的是他們跌倒或突然中風，導致半身不遂，從此就失去了生命的自由，也造成了兒女的極大負擔。

防止衰老，很多人的鍛煉方法就是走路。甚至強調每天要走多少步，但是我親眼經歷，有些人天天爬山走路，還是突然死於山上和跑步機上。心血管疾病並沒有因每天堅持走路而痊癒，反而容貌皮膚及外形較其他人更衰老。

走路，是要講究方法的。真正影響老年健康和生活品質的殺手是骨質疏鬆和骨骼萎縮，毛髮脫落、肌膚粗糙、面容顯老、心律不正等，都和骨質密度有關呢！

骨骼的功能

人的骨量大約在二十歲達到最高峰，之後就開始逐漸減少。骨質密度越高的人，肌膚越有彈性，也越不會出現皺紋。反之，骨質密度低的人，肌膚就會失去彈性，進而皺紋叢生。因此，外表看起來比實際年齡年輕的人骨質密度通常都比較高，骨健康的人看上一定更年輕。

我們可以看到：面部衰老和體形的老態，根本原因是骨和肌肉的流失。改善骨健康等一系列生理指標，最直接的效果，就是達到抗衰老。

骨骼的功能有三：

一、運動。一個運動員，過了三十歲就叫做老運動員了。激烈的運動比賽為何力不從心了？手腳膝頻繁受傷，皮肉傷也難癒，原來人的手腳膝的骨骼在三十歲左右就開始衰老了，變得容易受傷和

變形。因此，中年以後的人不適合做劇烈的、過度耗能的運動來鍛鍊身體。練習太極拳及跑步也是一樣，時間不宜過長。

二、支撐。我們的骨骼組織中包含骨細胞、蝕骨細胞、造骨細胞。骨細胞是成熟骨組織中的主要細胞，蝕骨細胞以及造骨細胞則負責骨骼的新舊替換。透過這些骨細胞的新陳代謝，舊的骨骼會被新的骨骼組織取代。

脊椎骨中的骨髓製造紅血球和白血球，儲藏礦物質如鈣離子等，也是免疫調節的重要執行者。

姿勢不正確容易造成脊椎龍骨歪斜，整體相應的器官都會因不平衡的擠壓，導致內臟相應器官的功能受到傷害。

三、保護身體。譬如頭蓋骨，是保護大腦總體神經系統的。頭骨最怕受傷害，曾見過一位年輕人摔倒頭骨受傷，轉眼之間就奪走了寶貴的生命。

然而，殘酷的現實是，人在三十歲以後，骨骼就開始衰退，依次是：手骨、腳骨、腰骨、背骨到顏面骨、髖骨。

骨質密度低的影響

久違的友人見面，第一眼看到的是他的步態，從前活蹦亂跳，如今步履蹣跚。當然，最明顯的就是「面部衰老」的變化，有的人幾乎認不出來了。因為，當年齡逐漸增長，骨質密度越來越低，第一個影響的就是臉。

醫學的天眼「相面」和看「手相」，是一個有哲理的超能力，可以觀察到先天的和後天的命和運，我多年來始終以相面和手相作為對學員的診斷手段。因為，臉是人的熒光屏，疾病都寫在臉上。

我們先從顏面骨造成面容衰退說起。你認為面部的皺紋和肌

膚鬆弛的原因僅僅是因為缺少膠原蛋白和曬太陽嗎？其實在於支撐你的肌膚下面的根本原因——顏面骨萎縮。骨質密度低的人，造成骨和相關部位的肌肉流失，肌膚就會失去支撐和彈性，進而皺紋叢生，容顏急速地蒼老，主要和以下兩骨相關：

一、眼窩骨。因骨骼萎縮而中空化，導致眼角出現細紋及眼下出現眼袋。當然紫外線等外在傷害也會影響肌膚彈性並造成皺紋。

二、下巴骨。在整個臉部，下巴是骨質密度特別高的部位。可是，它與腰椎等其他部位相比，較容易流失骨質。因此，也更容易老化，例如長出法令紋及嘴角外側的木偶紋，甚至年輕時尖尖的下巴消失了，出現雙下巴；有的人原來是瓜子臉，漸漸變成了水滴形狀，或上窄下寬的正三角形。這些老化現象，都與下巴的骨質密度流失有關。

三、手骨和腳骨。它們特別脆弱，容易骨折，並且變形，致使手腳變得不再青春美麗。

那怎麼辦？中年以後，還有希望嗎？只要你相信，健康的骨骼是可以通過鍛煉下肢開始，更要從腳底的湧泉穴調動腎經開始。達到強筋骨，促進骨骼的新陳代謝功能。而全身骨骼的更新周期，二十歲之前大約是兩年，中年人是三年，一旦進入高齡就需要五年。

青春策略

我編創了五種健行走路的方法：補腎排濁法、強心疏肝法、防治癌症法、苗條身材法、舒筋健骨法，用日常的步行，促進筋骨的新陳代謝。只要筋骨不老，人的面容和身材就會延緩衰老。

耄耋聲音不老揭秘

讚美之聲環繞我的心靈，我的身體。

　　我自主生命的目標是：生理年齡八十歲，身體年齡四十歲；老有所為，常做公益，奉獻社會；甘願做不老傳奇的勵志人，成為抗衰老領域的帶頭人。因此，我經常舉辦講座傳授抗衰老養生秘訣。

　　其實，講話的聲音代表著人體的衰老程度。每當講課前，眾人總是期待著說：「又能聽到大師媽咪美妙的聲音了！」讚美和期待說明了這把聲音，帶著的是生命的正能量，來自於從聲音到體態都明顯沒有老化的耄耋老人。

　　我的講課，必須要有清脆有力的聲音，勵志的心靈導語，要帶著動聽的磁性。這樣的聲音，才能有著化腐朽為神奇的魔力，溫暖無數人的心，與他人產生共振效應，達成心靈感應。

　　隨著年齡增長，白頭髮、皺紋等開始進入我們的視野，但是有一個衰老的信號幾乎所有人都忽略了，那就是我們的聲音。身體健康的人，聲音洪亮，聽起來潤耳愉悅有磁性；反之就會顯得氣息微弱沙啞，因為發出聲音的過程不只是牽動聲帶，還與肺部、鼻子、嘴巴和大腦等各個器官有關，可以說是「全身運動」。

聲帶退化表現出衰老的年齡

電話中的聲音會出賣你的年齡。即使是通過空間對話，沒有見到本人，我們也可以輕易從聲音分辨出對方的年齡和心肺功能狀況，因為聲音與壽命息息相關。因此，讓聲音保持健康，是身體健康長壽的必要條件。

聲音蒼老是一種老態。從生理學上講，隨著年齡的增長，喉部肌肉就像我們身體的其他部位一樣，變得越來越鬆弛，聲帶會萎縮或彎曲，聲帶黏膜也會變薄、變硬。加上呼吸系統的老化，從肺部呼出來衝擊聲帶發聲的氣流越來越少，所以老年人說話的音量就會很微弱、低沉和不清脆，甚至有說話漏氣的現象，讓人覺得老態盡現。女性的聲音同樣也會慢慢地變得沙啞和低沉。

不少人明明只有六十多歲，卻因為百病纏身，身體極度虛弱，說話的聲音相應地也顯得有氣無力，旁人聽起來有點喘，說話句子也不能太長，因為那樣你會上氣不接下氣。你的聲音沙啞了嗎？我們來做一個簡單的聲帶健康檢查。

測出你是否聲帶萎縮

先坐在椅子上，然後大口吸氣，再用平常說話的音量發出「啊」的聲音，看看一口氣可維持多長的發聲時間。

男性的合格標準為十五秒，女性則是十二秒。若低於標準，就是「聲帶萎縮」。要是發聲時聲音不穩，如顫抖、忽高忽低，便需要多加注意，因為這類人不只是聲帶有問題，有時背後還隱藏著嚴重的疾病，像是心肺功能低下，或是腦神經方面的疾病等。

青春策略

我們不僅要鍛煉筋骨皮和氣血經絡，也要鍛煉聲帶的肌肉。

參加教堂唱詩歌、敬拜神，每當感恩，心中立即湧出來：「我靈歌唱，讚美救主我神，你真偉大，何等偉大……」

又常常帶著喜樂的心情隨景唱歌，我在自己的魔法花園，每天一邊拔草，一邊勞動，一邊與鳥兒對話歌唱，甚至對著盛開的花朵和草木唱歌，用聲音打動它們按聲波跳舞、搖曳擺動，其樂無窮。

凍齡篇

第九章

神奇超能量

我的抗衰老絕招一：升陽

健康就在一陽升

老祖宗有一種理念：健康就在一陽升。我們一定要學會如何以最少的時間換取生命，選擇智慧的方法，是養生的關鍵。怎樣能夠升陽？

這裡關係到兩個重要的法則：一、調節陰陽、法於陰陽；二、氣機升降。兩者皆是治療疾病延緩衰老的。我的抗衰老手段是想辦法解決你的陽氣不足，以及如何讓陽剛之氣升起來並增長正能量。世上萬物都是陰陽組成，陰陽之間存在著互根互用（互相對立、依存和制約）的關係，「無陽則陰無以生，無陰則陽無以化」。因此，在陰陽轉衰至一定程度時，又可引起陽損及陰、陰損及陽的陰陽互損的變化。

陰和陽，是一個相對屬性的概念，在中醫學中用於闡述人體各種生理功能及其病理變化。陰長陽即消，所以我的抗衰老的手段是

以調節陰陽的運動，讓陽剛之氣增長，讓細胞的運作從惰性轉為正常運動。所謂的運動，其實和平時人們認為的運動員的競技運動、耗時費力氣的運動是兩回事。調節陰陽的運動遠遠的超過任何的消耗體能的運動，前者為補能量，後者是耗能量，有根本區別的。

青春策略

我編創的所有功法中，其中的「祛邪升陽功」是專為升陽氣而設計的。升降好，腹不肥。它的原理是升清降濁、扶正祛邪、補虛瀉實、清上實下、活躍氣血，可改變元氣和機體細胞的惰性。

以內臟的角度來說，臟腑也有陰陽和升降。脾胃之間的氣機哪個應該升？哪個應該降呢？當然是脾升胃降，肺升大腸降，腎氣升肺氣降。腎臟是水分管理局，凡是身材又鬆又肥的，絕對和腎臟脾臟有關。腎臟的作用又負責產生人體的能量，所以腎臟的氣要向上升，好像我們煮飯用蒸氣方法，必須讓腎水氣向上蒸騰，並且把水分布滿全身。所以腎經必須要打通，水分的排泄功能才會好，就不會虛腫虛肥，造成下腹部沉重而肥胖。

無論工作再怎麼忙碌，每天只要兩分鐘，祛邪升陽，讓身體發熱，經絡暢通，氣血運行，就可立即達到升陽效應。這種極大調動身體微循環的作用，就可以把淤積在血管裡的垃圾清理乾淨，對於抗衰老非常有效，也是必然的。

排微汗後，身體感覺到神清氣爽，能出汗就是在治病了。每一個人三大重要的排毒系統就是排大便、排小便和排汗。

就這樣產生了無數的凍齡人，回春就在三分鐘之間，簡單又美妙。

另外，「超級大乾坤功」更是依陰陽八卦原理，改變陰陽偏

衰，陽中求陰、陰中求陽的治療原則的大法，可謂「損其有餘，補其不足」。達到的效果是，通過八十四式的招式，逐步走向「陰陽調節」、「陰陽互根」、「陰陽轉換」、「陰陽交變」、「陰陽相抱」、「陰陽互補」和「陰陽平衡」，這是一個生命陰陽互補的根本性妙法。

我的抗衰老絕招二：
時間醫學的密碼

子午流注

中華傳統將一天等分為十二個時辰，稱為「子午流注」。根據中醫學說，人體氣血和經脈在一日間的周流出入皆有定時。它是注重時間條件，以自然界週期現象，與人體氣血周流的情況相配合的。所以，也稱為「時間醫學」。它以人與天地相應的觀點為理論基礎，認為人體功能活動、病理變化受自然界氣候變化、時日等影響而呈現一定的規律。根據這種規律，配合十二經脈營氣流注，採取定時循經養生、按摩或練氣，可以事半功倍地提高康復調治效果。

我幾十年如一日，子午流注就是一種規律，掌握了這個規律，對修習道家內功和養生功都有很大的益處。堅持按著子午流注，順應天地，配合十二經脈營氣流注，延緩衰老。

以下揭秘一日之間，行住坐臥的養生策略：

一、五點起床。我每天早上五點就必然醒來。如鬧鐘般的準時。起床後，馬上在陽台雙手撐天，伸展肢體，呼吸清新的空氣，

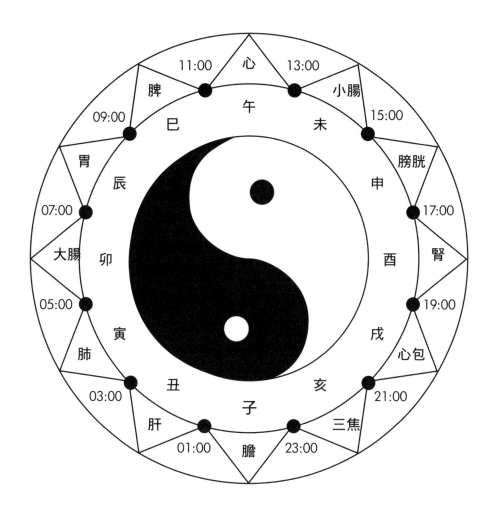

子午流注與養生對照表。

我的抗衰老絕招二：時間醫學的密碼

配以舒展肺經的動作，健康就在此一陽升。清晨採朝陽氣，面對朝陽，進行晨練半小時，這是打通全身經脈活躍氣血的最好時機，大部分天氣我能夠看到太陽初升，可以採朝陽氣，實在是美妙勝似神仙！

二、五點至七點排便。卯時是指早晨五點到七點，這個時候是大腸經當令，應把垃圾毒素排出來。地戶開，也就是肛門要開，每當六點半，我一定有便意，然後按時完成。因為這是大腸經活躍的時辰。

三、七點至九點吃非常豐富的早餐。這個時候是天地陽氣最旺的時候，是供應身體能量的關鍵時刻。早飯吃多了是不會發胖的。早餐就如同「春雨貴如油」一樣金貴。這個時辰胃經活躍，胃開始準備消化食物，有些人卻不吃早餐，或者是以大量麵食當早餐，如各種甜麵包、麵條、大餅夾油條、飯糰等，都只是為了填飽肚子，沒有什麼營養可言，反而損害健康。早餐一定要吃得豐富多彩，可以提供一天的營養和精力。

四、十一點至十三點小休，睡「子午覺」等於練子午功。子午覺只需二十分鐘，對於下午的精神體力，都有很大的幫助。

五、下午三點到五點喝下午茶，有助於膀胱經的暢通。

六、晚上七點至九點不再吃魚肉等不易消化食物。因為這個時辰是人的心包經活躍的時候，喝一杯牛奶、蓮子湯、紅酒，可以養心陰。在此時靜坐，用頌缽的聲波，釋放壓力和調節身心平衡，是保養心臟的妙招。

七、晚上九點至十一點，入睡。亥時是指晚上九點到十一點，這個時候是三焦經當令。三焦一定要通暢，不通則生病。一夜無夜尿，一夜好眠，讓身體和靈魂都沉浸在溫暖的黑暗中，讓生命和身體在休息中得以輪迴。三焦經、膽經和肝經都必須在睡眠中得到補

償，所以無論有任何情況，絕對不能熬夜，以免傷肝。

青春策略

人，活在天地之間，天地有它的運轉規律，子午流注就是你身體的運轉規律。如何順應天地大自然的規律延壽抗衰，就是我所授的整體健康五療法之一的「習律療」。順時，就是良好的生活習慣和遵守天地規律。但願你也將自己不良的生活習性改變一下，你將會發現，大自然給你的回饋將是美好的青春延續。

喚醒你身體裡的神醫

人體有與生俱來的強大的自我修復能力和自癒力，可以創造無數的奇蹟。

我用整體健康管理學中的四種療癒法，激發喚醒身體裡的神醫，功能顯著，可以使身體常保鮮：

一、排毒法：以食療排毒法

讓毒素不落腳。我不只製作了科學配方的飲食，送到你的餐桌上，解決方便的營養補充和平衡，最重要的是設計如何讓毒素不落腳，毒素如何不堆積，並排出去。人在生長過程中，每天都依靠機體的新陳代謝，維持著生命。我安排了你必須學會的清理腸道和血液毒素的「食療法」。現代人最大的困境是排毒管道不通，強力排毒緩不濟急。其實排毒的方法很簡單，只要學會每天維持身體排毒管道通暢，不給這些毒素滯留在身體裡。

二、辟穀食氣斷食法：清除血液當中的垃圾

斷食，即定期讓腸胃休息，可以修復受損的機體。我的真氣辟

穀術，可以喚醒你身體裡的神醫，改變錯誤的新陳代謝率，令體重緩緩地下降到正常狀態，而多年不會反彈。可每月斷食一次。

三、食養法：藥補不如食補

很多疾病都是因為身體缺乏能量，而科學食物的能量，就是供應身體的良藥。所以每天一定要攝取足夠的食物，以科學地補養身體。例如，若患有糖尿病，就需要吃高蛋白的早餐，至少讓身體補充三種營養素：纖維素、複合維生素 C 和乳清蛋白。所以我特別在工廠給大家訂做乳清蛋白包。

四、運動療法：增加身體元氣正能量

用增加元氣的功夫，促進經絡暢通、循脈運行，可以調整全身的經脈氣血，增強內臟筋骨功能，達到增強體質的作用。我首創了一分鐘祛邪排毒呼吸法，這是一種利用身體的橫膈膜升降，啟發肺臟的功能，排除體內濁氣的氣療法。

這種運動療法可補充人體內部的營氣，使營衛二氣相輔增長，達到全面增強元氣、為五臟六腑和筋骨皮肉注入營養的療效，從而使人之三寶「精、氣、神」充沛，保健身體，祛病延年。

青春策略

以上四種手段可激發喚醒你身體裡的神醫，執行起來並不難，能輕鬆讓你重返健康，抗老回春。身體各個機能正常運作，身心靈都健康，精氣神飽滿，就是每個人健康青春的標準。

越活越年輕的秘訣

健康青春自己作主，這是一把抗衰老的金鑰匙。

永不衰老有秘訣

歲月不忍讓我老。人變老，不是從第一道皺紋、第一根白髮開始，而是從放棄自己的那一刻開始。從來不要在心態上未老先衰，沉湎於青春消逝的追悔中。

我多年積累的七大秘訣，是保持年輕的忘齡忘老訣竅。

一、童心

童心，用我的話來說，就是用嬰兒的眼睛看世界。這不是幼稚的表現，而是看過世間的千變萬化後依然相信美好和愛。

人老了，最可怕的是心先老了。自由的心，如孩童般看世界的心，讓我永遠盪漾在求知中，追求未知世界帶來的驚喜。反思、感恩、捨悟和施愛，都可以讓我得到心靈深處的喜悅，獲得精神的充實。我對於新鮮事物始終抱有返璞歸真的童心，每天勤於學習中，

例如開車參觀各類工廠、種植各種稀有的蔬果、每周末講健康課程、寫啟思錄發送全球的學員、室內設計改造、土地開發、寫作、書法、唱歌、畫畫、赤腳跑沙灘等等，數之不盡。近年更迷上了生物高科技和細胞學，每日讀書學習，研究中西醫結合的更深層的辯證療癒法，讓自己的大腦始終保持良性的創意狀態，延緩大腦衰老。就是因為經常陶醉於幸福感恩中，歸真的力量使我不老不朽。

二、龜習

學習龜的忍耐和堅持，朝著既定目標龜行，不貪不爭，慢慢享受人生在大自然中應享有的一切。從生活習性、慾望、作息、呼吸等，探索龜的長壽之秘。順應天地規律，按照子午流注，用時辰養生法，建立自己的人體生物鐘。飲食有節，起居有常，法於陰陽，和於術數，每天規律地生活作息。我編創的高級養生功——龜壽功，就是龜習理論的長壽秘訣。

三、神食

講究食療勝過藥療，仿效古人的飲食神仙之道。看到很多暴飲暴食損命的例子，我深知很多疾病都是吃出來的。所以，進食時要慢慢地吃，喝水喝湯也要小口慢慢喝。

很多人問我：吃什麼有益健康青春美麗呢？我對「以食為療」進行了長達五十多年的研究，我的一系列食療法，也幫助了很多人重返健康，所以說吃什麼很重要，怎麼吃，什麼時候吃，都是關鍵所在。在食療章節有詳盡的解說。

四、食氣

道家養生講「真人食氣」，是天人合一的秘訣，在於汲取天地精華之氣。每天早晨對著初升的朝陽採食朝陽氣，晚上採月亮之光。久而久之，人體的小宇宙就會與日月同輝，與自然界大宇宙超能量同頻。

五、有愛

有愛的心永不衰老。有愛，就少了負面情緒，情緒穩定，就可以清淨的心看世界，以歡喜的心過生活，以柔軟的心消除障礙。有愛，不輕易發怒，不自尋煩惱。因此，唯有心中喜樂，才會容顏不老。在《聖經》中有一句話：「喜樂的心是良藥，憂傷的靈使骨枯乾。」我們應懂得包容，經常以微笑示人，帶給人和煦的溫暖。

六、學習

腹有詩書氣自華，改變的不是容貌的形，而是容貌的神韻。

旅行可以拓展眼界，愉悅心情。讀書和旅行多了，生命豐富見識廣，正如讀萬卷書不如行萬里路，自然神采飛揚，洋溢著青春的活力。

保持年輕是一種心態的選擇，只有不斷昇華，才永遠保持生命的朝氣和活力，展現朝氣，使精神狀態更飽滿。內心豐盈，自有一種強大的氣場，不會迷失生活的方向，不受金錢的誘惑。望大家和我一樣，花心思創魔法花園，種植有機蔬果，享受採收之樂。

七、自主生命

身體健康就是青春的源泉，讓自己由內而外散發著活力。

自主生命，即是不依賴別人，自己的健康青春自己作主，這是一把抗衰老的金鑰匙。若要不憂慮，不恐老，方法是堅持動療。動療塑造的不僅僅是體形，而是整個人生。

只要你有方向，願付出，充滿健康養生大智慧，就不會在歲月蹉跎中老去。

青春策略

童心、龜習、神食、食氣、有愛和學習，都是為了達到自主生命的人生大目標。當歲月遺忘了以往的一切苦難，老去的只是年齡，不老的卻是閱歷和經驗。只要我不在歲月中蹉跎，它便好像遺忘了我似的，給我的只是氣質，沒有刻下年老的痕跡。

揭秘篇

第十章

啟動大腦回春力

解決身心能量低的抑鬱症

更年期抑鬱症

當代，抑鬱症何其多。在冠狀病毒肆虐的全球，突然之間就暴發了抑鬱症，聽到無數令人震驚的自殺自虐消息。

我在青少年時代，曾因母親患上抑鬱症而受到驚嚇。有一天，在父母的房間突然傳來可怕的聲音，母親雙手捶胸，頭向後仰，歇斯底里地發作，而父親用雙手撫順母親的前胸。我嚇壞了，以為母親瘋了。苦不堪言，後來就去看醫生，醫生說母親患了更年期抑鬱症，於是開始了長達多年的為母親買藥煎藥。現在的女性到了五十歲，睡不好、頭暈健忘、心煩意亂、容易緊張激動、潮熱盜汗、月經失調等，就被指進入更年期了。

今天廣泛地出現「更年期綜合症」，似乎成為每位女性都必經的過程。其實，這不僅是女性的專利，後來竟然發現男性也有更年期。有一先生事業有成，壓力太大，性格變了，脾氣暴躁孤僻自閉，太太就對友人說：「我老公更年期了。無可奈何啊！」

是無可奈何呢？還是無藥可醫呢？

如果吃藥、求助外力，真的能解決問題，我們的病就不會越治越多，因為吃藥是抑制，而不是治癒。

身心能量不夠而造成的病

從中醫的角度來看，我認為抑鬱症的源頭是身體缺乏身心能量。

當一個人的能量很低，他的身體狀態就會很低，內心狀態和意識狀態相應地也會很低。

在低能量的狀態下，不但做不了體力活動或者規律的運動，食物的選擇出現偏差，不利於身體健康，而且在與人交往時，情緒容易失調，在意識、思維和情感上變得不懂接納和表達，也不想學習和吸收有益的知識，做任何事情都沒有心力。

另外，身體內部的運行也有異常，比如出現高血壓、高血脂、高血糖，或者心率失常，這些其實都是能量過低，導致身體無法負荷和運轉。

到了這個狀態的時候，其實就成了「被壓抑的人」，人的精、氣、神，都處在被壓抑的狀態。心先病了，體就病衰了。

青春策略

怎麼辦？說教與勸導效果有限。

對付心病，我用兩個方法：

其一、用快樂食物將「被壓抑的人們」，團結成為疫情下的喜樂力量團隊。現在很多醫生會給受負面情緒困擾的病人服用多巴胺，以調整情感，讓患者身心感覺舒暢。這種神經傳導物質也會影響我

們的動機、積極度與行動力。

其實，對治療慢性病有效的食物療法，能夠透過最天然的方式提高體內的多巴胺合成率。在進行長達三年的食療課程中，提供全球獨創有健康功效的養生方便餐飲。學員完成食療後的回饋不外乎是：

「啊！看到美味可口的養生功能包，口腔中馬上分泌唾液，大腦快樂因子多巴胺也在分泌。好像吃了精氣神大補丸，一天到晚都會很開心快樂呢！」

「當多巴胺提升之後，感受到心情前後的差異。擺放簡單的早餐，竟然可以令人生變得非常有樂趣！」

二、學員聽講時，我用聲缽及人體超能力，發送心靈的溫暖問候和祝福訊息。全體痛哭流涕或仰天大笑，釋放了心靈的枷鎖。所有人的反應是：釋懷了！徹悟了！喜樂了！感恩了！

啟動大腦回春力

大腦在二十五歲就開始衰老了。人的一生，大腦細胞只有用到百分之二十。但是，人的內分泌系統儲備力相當的可觀。既然如此，從西醫的理論出發，我就從啟動大腦和人體內分泌兩方面來著手，讓身體全面回春。

按照老祖宗的八卦延老

我發現，現在時代，很多病都年輕化了。包括癌症、中風、猝死症，唯獨老年痴呆症，是屬於老年人的專利。說明大腦衰退，是代表人衰老的最大的一個特徵。按照太極生命鐘的理論，人的大腦屬於乾卦，也就是說發展智力開發大腦可以有效地延緩衰老，人的大腦是人體中衰老最慢的器官，因為腦有著巨大的潛力，存在著驚人的儲備力量，而且科學發現腦細胞可以再生，所以我的一生，絕對不能停止一天的事情，就是運用大腦的思考力、編創力、感悟力，不斷開智開慧。

「人要用腦子做事情」，是我的座右銘。我生長在大城市，自種蔬菜和水果，不僅是用手，也要動腦。小小的一塊實驗田，長滿了各種水果，從播種、以廚餘施肥，到嫁接剪枝創造新品種，發氣給幼苗記錄成長差異，都使我每天樂不思蜀，所有能夠用腦的事情我都喜歡。

如此一來，因為腦是人的身體的中樞，正好像《易經》所說的：乾為首、為君，大腦對於生命活動具有重要的調控主管，因此我抗衰老的重心首先放在大腦，只要腦力不衰身體的其他部分還是有希望的。

大腦不衰退，全身不衰退。我相信再老，我也不會得老年痴呆。

鍛煉大腦經絡養生法

這個養生法是用於練功之前，檢查你的大腦協調功能。

五指張開，依次大拇指、食指、中指、小拇指，分別內屈。只剩下無名指直立。看似是簡單的動作，但是讓無名指不彎曲，我在最近的課程中，統計發現只有百分之三十的人能做到。而大家看我依然可以輕而易舉的做到，就非常樂衷於每天看電視時，舞動、鍛煉手指了！無名指是身體的三焦經，三焦經不通，從頸部到腦都會有氣血循環不良之症。只要三焦經通，便對於大腦健康有幫助。

青春策略

手指的運動和思維活動是緊密相連的，十指與全身經絡相連，經絡一旦堵塞則氣血受阻內臟失衡，造成病痛。我編創的運動療法蓮花掌，是透過十指的運動，疏通手心的三陰經和手背的三陽經。

肺經、大腸經、心包經、三焦經、小腸經、心經，這些經絡大約有九十個要穴，與全身臟腑器官溝通著，可以想像的是，我所授的「蓮花掌」，數種美妙的舞動雙手十指的手部功夫，達到手掌排八邪和對相應經絡病的調治，有立竿見影之功能。因為十指連心，更可調動大腦回春力。

見證：一「試」定終身　　　　　　　　巴西聖保羅市賴麗華

早在一九八八年，大師第一次從美國來到巴西聖保羅市，舉辦了一個演講會，當時我先生剛好跟朋友在附近吃飯，所以好奇地跟著大家一起去聽演講會。在演講會結束前，大師施展了發送她的超能量給眾人治病。聽說在場的人都閉上眼睛，奇蹟發生了！很多人一下子馬上真的感受到有能量傳進自己的身體裡。

演講會結束後，我先生馬上替我報名參加大師的養生回春班，告訴我一定要去參加，因為已繳費，不去太可惜了！我只好半信半疑地去上課。之後，我欲罷不能，又接著報名參加了大師的高階班等等。至今，三十多年過去了，只要身上感覺到哪裡不舒服，我就會靜坐下來心中默默唸著佛號，並使出我拜大師所學到的。這種美好的感覺就像是喝水冷暖自知。

歲月告訴我們，熬過過去，就會變成一道道亮光，照亮你人生前進的路！歲月告訴我們，我們都會有著自己的故事，只有熬住了，熬過了，才是對命運的抗爭和掌控。這就是生活。我跟隨這位神奇的生命導師三十四年，最近曾帶著兩個女兒拜見恩師，遠赴美國佛州、又跟著到內地桂

林參加養生營，向她學獨門秘笈蓮花掌及大乾坤。

見證：萬世修來得明師，奇蹟每天都在發生　　香港護士長袁雅儀

去年有幸在澳洲跟大師媽咪學功，每天有很大收穫，從遇到大師媽咪開始，奇蹟就不斷發生。

第一天上課媽咪為兒女們發氣，就讓我在天目位置見到紫色的蓮花，就像媽咪魔法庭園裡盛放的蓮花一樣美，人生第一次真正感受到氣，是為第一奇蹟。

媽咪親手餵飼兒女們久蒸九製丸，當天就暢順地排出大便，打破了兒女每次外遊便秘的宿命，是為第二奇蹟。

之後幾天媽咪也為我們發氣，以清除兒女們體內的濁氣，出現不同接氣現象，最不能忘記是那天在船上與媽咪慶祝生日之後，得到大師散發出美好及喜悅的氣，晚上睡覺時，就奇妙地出現得氣現象，得到媽咪的超能量，更是一大奇蹟。

澳洲回港後按著大師媽咪的教導，每天修煉她編創的大功法，享受奇妙之旅。聽著頌缽聲，在「靜無空虛靈」的境界下，感到氣在走任督二脈，進行人體大循環，每天出現各種不同肢體形態及氣感，如打深層哈欠、流眼淚、排氣，感到背部、腹部、命門、手腳和湧泉穴痕癢、頭頂發麻、勞宮穴有麻刺感、全身出汗和發熱等。同時聞到陣陣花香味，額輪天目位置出現七色彩光，動歸於靜，身心靈淨、靜，丹田暖和。氣走全身，充滿正能量，讓我可以放下心結，改變容易緊張不安的性格，也令我像蓮花一樣淨及靜，實在是大奇蹟。

以往天氣炎熱我的身體也不懂出汗，很怕冷。但自從練習蓮花掌後就頻頻出汗排毒。

媽咪的大功法，幫女兒打通經絡，調心又調身，調節我的內分泌，以往月經來前會胸部脹痛（中醫理論不通則痛），睡不好，肚子痛，長出大暗瘡，現在以上的情況已經消失，又是一大奇蹟。

今年七月，我因甲狀腺問題接受了放射性碘療程，與丈夫、奶奶在家保持一段距離，分桌吃飯，就是這時丈夫因工作關係接觸了一位確診人士，成為緊密接觸者，並需要入隔離營兩星期。這段時間我的內心非常平靜，全家也安然度過，沒有受到感染，是大師媽咪及上天眷顧，更是奇蹟。

接受放射性碘後有一段時間肝酵素偏高，我每日持續早上喝一杯鹼綠，中午一杯益生元，肝酵素及甲狀腺素已回復正常，又是一大奇蹟。我相信跟著媽咪以食為藥，以食為療，一定有更多不可思議的療效及奇蹟。

感恩媽咪無限付出，我們有快樂的團隊，跟著媽咪活出高度、長度、高品質，活得精彩、超凡，對自己的生命、社會有價值。充沛的精氣神，讓兒女們跟著大師媽咪看天下，享受大自然超能量的美好，一起達到三個終極美好夢想。

我相信大師媽咪教導，「心靈越美，未來越美」，心靈美好的人說話做事總是站在良善、正面、樂觀、光明這一面，所以吸引的都是美好的事物，這是吸引力法則。

祈願全球疫情能儘快過去，跟著大師媽咪及各同修一起遊學天下。

第十一章

延衰攻略

選擇抗衰老的自癒機制

衰老並非常態，衰老是疾病，你對衰老的控制能力遠超過你的想像。

衰老是什麼？你認為非常簡單而自然的問題，其實隱藏著很多的學問。我們習慣性地認為我們只會越變越老，而且無可奈何。

既使你現在還在中年，但是非常有可能你的祖父母已患上老年痴呆症，父親有心血管疾病，母親則骨質疏鬆，而兄弟姐妹中有人患有癌症離去。由於疾病可由基因遺傳，想到有一天你也許會如此，更覺得無奈，因為對此你無能為力。

你的衰老是從什麼時候開始的？這個問題很多人不想思考，認為自己還很年輕，有大把的年華可以拼搏。依照生物學家的説法，衰老原因是因為經歷不可挽回的 DNA 損傷而造成的。因此，隨著年齡增長，一步步損害組織、器官，直到整個機體系統失效，完成生老病死、終成為每個人必定會經歷的過程。

所幸我們現在還有機會改變這些事情。如果大部分衰老是未修復的 DNA 造成的，那你的選擇將決定你衰老的速度，換句話説，你可以加快 DNA 損傷，也能促進其修復。

修復則有賴於啟動抗衰老自癒機制，建議你分三個層面來進行：

第一層面：日常飲食和生活習慣的選擇

一、以食為療，以食為養。它最簡單，也最自然，因為每一個人每天必須吃飯，飲食是生命能量的來源，卻是其餘兩個層面的基礎。若果打好基礎，會給你帶來無窮收益。

你必須注意自己和家庭的飲食、生活習慣的選擇。我創製的養生功能包，就是營養豐富的全食。

我們選擇源頭有機驗證食品，攝取豐富的營養成分，如蛋白質，拒絕防腐劑、增香劑色素、飽和脂肪、農藥污染、加工糖和鈉鹽，降低升糖指數。

二、增加元氣的運動，有助於身體抗衰老，更有利於大腦智商發揮。每日運動二十分鐘即可滿足精氣神。如果沒有學習到我的回春長壽系列，也可以堅持有氧慢跑、走路、打太極拳都可以，並讓此成為習慣。

三、充足的睡眠，能恢復大腦，也讓身體從一天的壓力和勞累中恢復過來。壓力是荷爾蒙失調和發炎的導火線，會損害組織。睡覺前，嘗試冥想或靜坐來減壓吧。

第二層面：改變「特定細胞衰老機制」

當前營養補充劑中最熱門的是白藜蘆醇和二甲雙胍 (本是用於治療第二型糖尿病的藥物)，以及最近當紅的改變細胞衰老的營養補充劑 NMN。前二者，我不了解，也不敢隨便服用。後者研發者是在澳洲墨爾本醫學院有研究團隊的教授 David Sinclair，我曾去該醫學院參觀過。我讚賞他的科研成果，也反覆讀了他的書，決定選擇美國 iHealth 生產的 NMN 膠囊服用。實踐證明，大家普遍感覺良

好，可以達到深層睡眠，精力體力活力大幅增加。尤其對於一些無奈的疑難雜症，有不可思議的治療效果。

你一定要正確選擇營養補充劑。不要聽廣告宣傳，選擇時應了解產品的廠家，因為產品質量很重要。更不要隨意買來就送到嘴巴裡。因為，如何服用，如何對待整體反應，還是要跟隨專家指導的。

第三層面：進入「個性化」整體調節

由有經驗的抗衰老專家，為你制定因人而異的防衰措施。你可著手為自己定立三個月或半年的自我健康管理計劃，不要跟著鋪天蓋地的所謂養生知識去模仿。真正有效的養生方案是因人而異的。依據經絡檢查、電子能量儀檢查，隨時調節你的計劃。進入抗衰老的程序吧！

青春策略

既然抗衰老有自癒機制，那麼你就要開始啟動它。但如果你不做任何改變，又能期待什麼呢？你可以做自己的選擇，選擇你到底要不要？只有開始進行抗衰老的自癒機制，才能獲得此生完美健康長壽。如果你想活久點，現在開始選擇，向天奪回應該屬於你的青春歲月和美麗年華吧！

見證：分享我用 NMN 食品輔助劑幫助我家大寶小寶的喜悅！

會計師黎婉貞

我家大寶八十七歲，多年來有便秘的問題，加上心血管問

題，血液循環不良，導致小腿及腳掌呈瘀紫色。但自從食用了 NMN，現在隔天就可以正常排便，而且小腿及腳掌的瘀紫色已開始變淡，相信一定是 NMN 在修復他的心血管細胞。

還有我家八十五歲的小寶，以前每晚睡覺都要起床去洗手間三四次，所以總是睡不好，服 NMN 後，現在只需起床一次，而且經多番游說後，終於願意每天食兩顆，希望可以進一步改善她的睡眠質素及關節的問題。

我的寶貝姪女十六歲，一直有鼻敏感，導致晚上一直睡不好，手也有濕疹，服用 NMN 青春版三天，鼻敏感的症狀減少百分之九十。她開心地跟我說晚上可以好好睡覺了，手部的濕疹也在慢慢修復中。

謝謝大師媽咪給我機會盡孝，改善父母及家人的健康，提升生活的質素，家常便飯的話題不再是這裡那裡不舒服，非常感恩！

見證： 我二十二歲的兒子，與大師媽咪的奇緣
台北電腦應用科技董雅薇

狂喜，狂喜！我於二十六年前，大師在台灣授課時任助教，當時患有不孕症。同班還有慧美等三位女生都有不孕症。大師從我的母親述說中，得到了這個情況，她竟然奇蹟般讓我們三人各得了一個兒子。我兒子的名字浩然，也是大師媽咪起的。我母親如今高壽九十多歲，仍然每天修煉大師的回春延壽法。我全家深信大師是我們生命中的恩

人。我對她的報答就是：「凡事相信，凡事盼望」，緊跟她的腳步，誠心為同修們服務。果然，凡事心想事成！

昨天終於要驗收老公成果了！看老公檢查報告前，我比他還緊張。歷經半年大師指導的食療和服用 NMN 兩個月後，奇蹟展開了！

一、腹部超音波、胃鏡

（一）脂肪肝中度轉為輕度；

（二）腎臟退化現象改善；

（三）胃食道逆流及胃潰瘍改善。

二、尿液檢查

（一）尿蛋白指數從四十七降為正常值六點八；

（二）腎絲球過濾率從不及格的百分之五十五上升到近百分之七十。

（以上這兩項科學數據，具體呈現了改善腎臟退化現象。）

三、血液檢查

（一）三酸甘油脂的濃度由五百多降到三百八十（雖仍高於正常值，但卻是這三十幾年來最低的數字）；

（二）低密度膽固醇（壞膽固醇）的濃度由一百三十五降至正常值九十八。

（以上這兩項數據呈現高血脂得到改善。）

老公患有高血脂已三十多年，他從不肯服藥，時間一久造成腎功能退化，老公自己也被嚇到，但仍拒絕服用降血脂藥物，我為此傷透腦筋。台灣疫情升溫，全家居家上班上課，落實大師媽咪的食療計畫，再加上服用 NMN 兩個月，果然是「恩上加恩，力上加力」，有如此驚人的效

果，相信只要繼續堅持食療和服用 NMN，給身體時間進行修復，重獲健康、逆齡青春是可預見的。

我兒子現在二十三歲，他從小就有鼻子過敏，早上起床後鼻涕流不停，而且出現鼻涕倒流的問題，經常每兩個月就會喉嚨發炎，必須服用抗生素。我一直靠中藥、補充微生素及練大雁功來調理他的體質，雖有改善，但黑眼圈仍然很明顯。未料，服用 NMN 青春版兩週後，黑眼圈明顯變淡，而且他很喜歡吃媽咪的食療養生包，不再吃麥當勞，雖然食量比過去多，但一直在修正以往較重的體重，至昨天止已減重十公斤！居家上課，大部分人應是增肥，他倒是減重了，相對也擺脫了代謝異常的風險。真是非常感謝大師媽咪，教導我們整體健康五療觀念，帶給我全家修復健康的魔法，一生受益。我代替跟隨您近三十年的九旬母親向您說：我們老少三代永遠愛你喲！

延衰攻略：活出超凡

把自我潛能和生命延續，發揮到極致，就是活得超凡，就是活出不平凡的生命。

　　抗衰老是人類永恆的主題。經過幾百年的探索，人類對抗衰老的研究沒有停止過。而年齡是慢性疾病進展的重要危險因素，導致很多致命的疾病。科學家現在已經把抗衰老的目標定為使人擁有更長的健康時間，避免疾病的困擾，而不單單是壽命的延長。

神秘青春之泉

　　我的逆生長中，活出了三個超凡。因而我可以挺胸仰頭地呼籲：「人類延緩衰老有新途徑！」

一、先衰老於他人，後返還青春

　　我曾失去青春，較同齡人衰老，後來卻進行了找回青春、延緩衰老、逆齡凍齡的三部曲。如今，八二高齡，仍然在為人類延衰的美好願景，積極奉獻著。我的人生就是一場修行。因為，每個生命

體都有自我修復的功能，叫做「自我潛能」。把自我潛能發揮到極致，就能活得超凡。在逆轉時光的這條絡上，以修身養性對付和克服人性的弱點和慾望，並採取逆修，反其道而行之。

二、先天不給健康，逆修找回健康

大多數人在年輕時健康青春美麗，但是不懂保養，「折舊」太快，小病養成大患，快速地走向衰老。機體功能的衰老是疾病的源頭。在壓力緊張勞累中，又不注意維護，隨著年月增長，疾病和吃藥也越來越多，直至躺在醫院病床上感嘆生命的脆弱和無奈。我無緣具備先天的健康，青少年時期就已經病入膏肓，沒有醫藥可以救我，即使學醫從醫也無奈。醫藥是冰冷的，只有自己找回健康，永無止境地探索生命奧妙，才能換得自主生命的健康快樂。

三、短命不怕，可以接命

死亡是必然的。但是我們可以續命延壽。父母在世，盡孝感動天，助我的殘病父母，雙雙在古稀時跨越死亡線，創造了續命的傳奇，雙雙達到高壽百歲。我也曾經歷三次死劫，生命中的奇緣奇蹟，讓我越過死亡，至今八十二歲，已經近五十年不吃藥、不打針、不生病，精力、體力、活力充沛。活出超凡，青春就可以無限！

青春策略

衰老是必然的，但是我們可以延衰返春。觀念比治療重要，養生比藥物有效，你才是自己最好的醫生！

獨特逆齡篇

第十二章

獨特逆齡絕招

「習律」造就不同生命

為何要積累正能量的養生習慣

在整體健康管理學的五療中，習律療是必須的。因為，「我們的一生，不過是無數習慣的總和」。正所謂：習慣成自然。智慧養生，不是朝三暮四的跟隨坊間傳言所行動，而是為自己鑄造一套高品質生命的良好習律。

人類生存在「乾坤一元，陰陽相倚」的大宇宙中。當人體小宇宙大自然習律同頻，乾、坤共同作用，便實現了萬事萬物的化與生。大宇宙的節律存在著「順者昌，逆者亡」。如何順應？怎樣陰陽轉化互生？讓生命否極泰來，逆轉獲勝，是人生中的必修課。

在這個世上，唯一最公平的東西，就是時間。它給予每個人都是一天二十四小時，以往你怎樣過當下每一天？用多少時間來為自己積累健康大財富呢？其實，積累正能量的養生習慣，可滴水石穿，在日積月累中，讓你變得逆老返春。智慧的養生習律，令你在通往健康回春的路上每天進步一點點，慢慢地你就能成為更優秀的

自己。「股神」巴菲特七十多歲時被提醒身體狀況不好，後來開始走路運動，他曾在受訪時感慨地說：「如果我送你一輛車，並且是這輩子唯一的一輛車，你一定會百般呵護，任何小毛病你都會趕緊修復。對於我們唯一的大腦和身體更是如此，不要等到五十歲的時候才開始保養，你不未雨綢繆，等到老了，身體就廢了。」唯有懂得自我保護保養，才會自我增值，持續學習。終身都在成長的人，才能始終如一站在時代的最尖端，永遠不被淘汰。

青春策略

我曾為學員們制定一個為期三個月的健康計劃，他們每天自在地按照健康打卡要求，在團隊中交流報告心得體會，大家順應自然的按照節奏而行，不久之後驚訝地發現：改變的力量是如此強大、自然和合諧。不斷為自己這輛車加能量，才是生存之道的大智慧。當你讓自己的時間變得對自己的生命有意義，你的人生也就有了意義。

全方位五療養生法

五十年實踐自然健康療癒法

實現整體健康規劃的全方位五療手段——醫療、心療、食療、動療和律療。

整體五療是我在全球首創的自我健康管理學，是達到抗衰老、逆齡、凍齡、健康、長壽秘訣的有效途徑，創造了無數返春傳奇。這五項環環相扣，對於整體調節，缺一不可。

一、醫療：現代人在越來越現代化的醫療條件下，平均壽命有所延長。我們必須將自己的身體定期交給醫生去做全面的檢查，防微杜漸早發現早治療，畢竟預防勝於治療。有人懼怕衰老，從進入五十歲之後，花費大量的金錢服用各種保健品和中藥西藥，被大把的藥物奴役著，可謂終日與藥為伍。當病入膏肓，醫藥無救，落得「錢在銀行，人在天堂」的下場，是人生最大的悲哀。

我們珍惜生命，必須靠醫療。但是，除了醫療手段，若要青春不老健康長壽，結合以下的四療，才是獲得全方位整體健康的最佳

途徑。

二、心療：心若年輕，則歲月不老。修得一顆平常心，無時不是快樂；修得一顆滿足心，無處不是幸福。意念的力量、心靈的能量，可以造就天差地別的人生。借用《聖經》的一句話：「喜樂的心乃是良藥，憂傷的靈使骨枯乾。」很多人成為負面情緒的奴隸，長期受鬱悶、壓力、悲觀、憤怒、驚慌、敵意等影響，導致主導壽命的端粒細胞縮短機率變大。

我有一系列促進身心放鬆的技巧，如「開七輪超覺靜坐法」、「光色冥想法」、「大周天功」、「聲缽療程」、「超心理語言催眠術」⋯⋯我用自己的超能量，開啟他們心靈的枷鎖，再以療癒音樂及頌缽聲讓身心靈由快樂因子主導，大多數人會在痛哭流涕中，瞬間開悟，進入「返璞歸真」的生命。

三、食療：民以食為天，食以地為源。全球氣候和土壤的惡化、農藥化學使垃圾飲食、充滿陷阱的飲食鋪天蓋地。錯誤的飲食習慣，與九成以上的疾病有關！我在這場對抗冠狀病毒的戰鬥中，研發了九種養生功能包，以三年的公益講座，帶領眾多家庭進行食物療法課程，使眾人擺脫衰老和疾病，吃出了健康美麗與青春，更吃出了快樂與免疫力。參加者包括澳洲、海峽兩岸暨香港、新加坡、馬來西亞、美國、巴西等團隊。

四、動療：按照《黃帝內經》的理念，只有法於陰陽，和於術數，才能抗老除病，長壽健康。我專門針對貧陽病和虛勞病，編創十餘套以動療調動自身療癒能量的方法。每日只需幾分鐘，心情舒暢全身經絡氣血循環暢通。經過幾十年的時間數萬人實踐證明了，可徹底地治癒疾病，是啟動了人體自身神奇的超能量！

五、律療：想要獲得超凡生命，每個人要學會自律療。為人處事自律，想要延緩衰老健康青春，必須要自律節律規律。我根據子

午流注學說，教導如何對應人體的經絡五臟六腑運行規律，順應天地大自然的節律。我們組織超能量健康之旅，到世界美好大自然環境，將人體的小宇宙與大自然同頻，達到天人合一境界。

青春策略

當你明白了整體五療的必要性，你就會感覺到自己過去曾經走錯了路——花大量的時間去健身房運動，但是因為不懂正確的食療，仍然呈肥胖衰老態；或認為自己已經特別注意飲食，甚至完全吃素了，卻仍然疾病不斷。原來，這五療是環環相扣的，對於整體調節，缺一不可。只有整體調節，才能整體健康青春。你有責任對自己身體進行全方位的呵護。

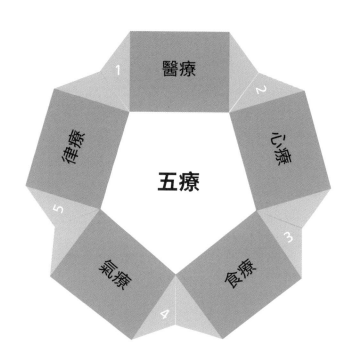

塑身篇

第十三章

打造身材風韻

腰圍是健康的尺碼

怎樣才顯體形青春態？

腰圍是健康的尺碼，腰圍越大，健康越差。當我明白了這個理論，從三十歲起，我將六十六公斤的身材，修正至五十一公斤。之後的五十年歲月，體重從未變。尤其是腰圍，始終令同齡人讚嘆不已。五十多年過去了，我的三圍 (胸圍、腰圍、臀圍) 不變，才是身材顯年輕態的關鍵標誌。

時間的魔咒，讓大多數的人在中年以後體形就開始走樣了，到老年越來越顯得笨重、發胖。發福往往是腰帶漸寬，再也不敢穿緊身合體的衣服了。

我經常說：「一個女人的身材不是以胖瘦為標準。健康美妙的身材應該是『豐不露肉，前凸後翹，瘦不露骨』，即是『S』形、瘦腰、挺胸、翹臀。」所謂「前凸後翹」，我們看年輕的女孩子，大部分都會有代表青春特徵的身材，後背是直直的，腰背和胸部都很堅挺，然後臀部後翹，腰也是緊緊的，腹部沒有脂肪堆積。

所謂體形青春態，就是指女性該大的地方要大（胸、臀），該小的地方要小（腰、腹），才是美妙身態。隨著人的衰老，很多人最發愁的是，該大的胸和臀小下去，不該大的腰腹卻大起來。很瘦也不美，若是身材如門板，就失去了女性的青春韻味。

三圍與食量無關

保持體重和身材是多麼困難的事情，許多人會透過節食去減肥，但殘酷的現實是，胸挺細腰不是靠節食就能達到的。每次演講會結束，助手們總是和我一起就餐，他們全神貫注地觀察我，是不是吃很少東西，才讓老師的身材這麼曼妙？結果，他們驚訝地發現，我的食量不小，甚至超過一般年輕女性，眼見為實，尤其在共享自助餐的時候，他們很詫異我的食量竟然大得驚人！食慾為何如此旺盛，身體卻不堆積多餘的脂肪呢？他們聽到的是一個前所未聞的理論：「好的身材，不是靠節食、減肥而達到的，而是與新陳代謝息息相關。」我開玩笑地說：「我一面吃東西，一面開動消化系統化食，食物正能量運全身。」所以，大家很羨慕享受美食又不胖這一絕招呢。多年的事實證明，凡是堅持跟我修身心的人，他們的腰圍都有變小。

腰圍，才是醫界近年來的健康新指標

所謂「腰圍越長，壽命愈短」，國際醫學界已將腹部肥胖和血壓高、飯前血糖高、三酸甘油酯高、高密度膽固醇偏低等，並列為代謝症候群的診斷標準。根據《壹蘋新聞網》，歐洲糖尿病研究協會（EASD）的研究指出，相對於衡量肥胖的身體質量指數（BMI），腰

臀比例更能準確評估健康風險，更具指標意義。這項研究蒐集約五萬名已過世者的醫療數據，計算他們的 BMI、腰臀比例和脂肪指數（FMI）等，評估這些指標與身體健康的關係，嘗試找出與患疾早死最相關的指標，結果發現腰臀比例最低的人，早死風險亦最低。

越來越多證據顯示，腰圍能反映一個人腹部，也就是腹內深層脂肪的多寡，進而得知這個人罹患全球新興流行病——代謝症候群的機率。堆積在腹部的脂肪組織對我們的身體代謝有很大的負面影響，容易導致三酸甘油酯濃度、血糖升高，增加罹患心血管疾病和糖尿病的風險。能夠代表體脂肪的指標，除了體重，更重要的是腰圍的大小，它反映了一個人的健康情況，影響著人的壽命。

青春策略

那麼，你有沒有衡量過，自己的腰圍是否合乎健康標準呢？男性的臨界數值是九十厘米，女性的則在八十厘米。這個數值相當於一條警戒線，最好不要超過，否則許多脂肪堆積在腰部和內臟，就會增加患上高血壓、糖尿病和脂肪代謝異常等多種疾病。

將你的腰圍量下來，記下來，改善它，優化它。這不僅是為了彰顯美麗，更因為它代表了你的健康尺度。

精神長相：你的履歷表

心有境界行則正，腹有詩書氣自華。

身材就是你的履歷表

不會隨著歲月消失的「精神長相魅力」，是由內至外散發出來的健康氣息。這就是所謂的「精神之美」，似暗香浮動，是靠修養和善念呈現出來的永不衰老的魅力。

什麼才是青春的健美身材表徵？公認的是：無論男女，前凸後翹，胸部挺拔，腹部平坦，腰圍小。精神長相，包括身材面容的健康表現，更包括心境的美好和功德心。這是一種能力和力量，這個能力決定了一個人的號召力和感染力。

人的身材和面孔就是你的履歷表。一個人體態的衰老和面形改變，最易透露年齡和內在疾病的秘密。在很多陌生人的面前，當別人還不了解你的內心的時候，你展現了人格的特質和魅力嗎？我常成為眾人打量的焦點，最常被問到的三個問題是：

「我們怎麼能夠如你一樣，有挺胸、細腰、平腹、翹臀，美腿的

體態呢？」

「你讓年輕人也羨慕啊！健美青春怎麼保持？」

「你的手沒有青筋外露，沒有乾枯黑斑，玉潤飽滿，是不是從來不做農務家事？」

啟動神秘青春之泉

氣質可以塑造，但脫離不了本性。因為你的閱歷、知識的廣度、行事的深度、為人的高度，無形中都在改變你後半生的長相。

人的相貌在四十歲後變化最大。到了四十歲，長相是由自己負責的，你內在的素質、修養決定了你外在的形象和風貌。

人到中年，不該大的腰腹部變大了，該大的胸部臀部卻變小了。這種體徵的衰老，如果用西醫的整形的方法，要做多大的皮肉之苦和錢財的犧牲呢？

改變衰老的手段，中西醫各有方法。現在很多人造美女出現了，整形醫美造就了無數看起來不太自然的美女。然而，即使臉上可以改造，但是身體內部的五臟六腑功能衰老、筋骨體形的衰老，又怎麼改變呢？精神長相又如何改變呢？

青春策略

我們應從自身內在的身心靈整體健康去修行，很多不可思議的回春力，就會來到你的身上，命運也會順風順水。如果我們在青年的時候，不去用整容手段，而注重自我健康管理，我很欣慰地知道，未來的你一定會遠比一般人年輕，成為我的青春永駐大軍一員。從明天起，啟動神秘青春之泉的改變力量吧！

男性體魄：生命的品牌

從身材和容貌，我們看到的是人生狀態和生命品質。怎麼樣永保青春的特質？又怎能表現身體的超凡狀態？

一：相由心生

一個人面相的好壞與其心靈是相應的。所以，心、性、命、運、氣，決定了你四十歲之後的形象。

心，決定性叫做「心性」；

性，決定命叫做「性命」；

命，決定運叫做「命運」；

運，決定氣叫做「運氣」；

氣，決定色叫做「氣色」；

色，決定相叫做「相貌」。

對每個男人來說，擁有健康的體魄、朝氣蓬勃、帥氣的氣質，是成功的前提和保障。然而，在人類衰老進程中，看似強大的男性

卻天生比女性脆弱，所以男性更加需要通過自我健康管理，科學的補充身體能量，保持年輕活力，拒絕初老，守護健康。

男性的生活和工作壓力更大，衰老成了疾病發生最大的風險因素之一。一般男性在三十多歲之後，黃金歲月逝去，開始身材走樣，似乎一切來得無可奈何，疾病也逐漸增加，例如前列腺炎和前列腺增生，在五十歲的男性發病率高達百分之四十以上。除此之外，男性也會出現性功能障礙、高血壓、糖尿病、疲勞症候群、肥胖、易脫髮、禿頂、頭髮花白、駝背等問題。

二、秀外慧中

「秀外慧中」說的是一個人擁有秀麗的外表，內心也聰慧，無論男女。所謂相由心生，你內在的素質和修養，其實是你外在的形象和風貌重要的因素。

如果我們在年輕的時候，就知道未來的我們是會變成什麼模樣，我們是否更應該充滿信心，從明天起立即為改變身材而努力呢？

有一位英國攝影師非常值得佩服，他用了四十九年時間，跟進拍攝一組來自不同階層的七歲小孩子，每隔七年訪問一次，直到他們長到五十六歲。紀錄片叫做《成長系列》（*Up* Series），全集約八百分鐘，我在這八百分鐘裡，看到令人驚嘆的結論：體重竟然與社會階層是對應的。在影片中，凡是精英階級，五十六歲依然保持不錯的體形，而相對的一群變老的男人們，雖然他們曾在年輕的時候相當英俊帥氣，但如今幾乎都成了胖子、禿子，終日挺著笨重的肚子，滿臉贅肉、身材臃腫。而他們的子女也多是肥胖的，顯得有早衰的徵兆。

然而，最值得警惕的是：身材的背後影射的是更多內容。

衰老族，從四十二歲開始，他們的生活基本已經沒什麼變化，一切已經力不從心，似乎已經成了定局。到了五十歲，年華加速老去，回首過去，驚訝自己年輕時的模樣，只是追悔又能奈何？

一個成功的人，必須具備與自己的年齡、身份、社會地位相適應的身材、氣質和精神面貌。一個人從身體鍛煉、飲食、習律等方面的修行，遠遠強於對良好生命狀態沒有要求的人。這種能保持自己體重的毅力，是一個人自律自強的精神！也是一個人成功的重要特質。這一個結論，很值得深思，也說明了，你的身材如何，你的生命品質有什麼樣的高度，完全是由自己決定的。

青春策略

人的一生，最重要的是生命狀態和人生價值。無論你是否成功，若你不進行自我健康管理，連自己的體重和體形都控制不了，你如何能健康長壽地保有幸福快樂和財富呢？又如何擁有飽滿的精氣神去展現人生價值呢？只要你想要改變自己，一切都來得及，如我一樣，每天、每月、每年，都在改善中！

體重關係壽命

體重與壽命有關係嗎？

大家不能把體重管理不當回事。科學家研究發現，體重和死亡之間存在 U 型曲線關係，曲線最低點就是指死亡率最低，而這個數值也會隨年紀的變化而改變。美國對上萬人進行長達四十年的研究發現，過胖過瘦都不好，正常體重的人，壽命最長，死亡率最低。

曾經在唐朝，以胖為美，到如今，以瘦為美，但是從健康的角度來說，太胖或者太瘦都不利於健康和壽命。兩者分別有以下問題：

一、太瘦。BMI 低於十八的人，平均壽命比正常體重者的壽命短。導致過瘦的原因有很多，例如慢性消耗性疾病的患者；有焦慮症的病人若休息不好，容易消瘦；中老年人也因罹患糖尿病而引致消瘦。若是太瘦，尤其是老年人，容易導致免疫力下降，使身體無法抵擋疾病的入侵。

要提醒大家的是，若原本肥胖的人突然變瘦，就得當心了，可能是身體響起了健康警號。

二、肥胖。很多人常常覺得自己的身材很不理想，尤其是中年人，從四十歲以後，腰圍越來越大，腹部也向前突出。為什麼脂肪堆積重點在腹部和腰部呢？為什麼會造成過重或肥胖呢？有人說是因為吃得太多，飲食無節制。於是開始吃減肥藥和斷食一段時間，發現體重略有下降，過一陣子卻打回原形，然後又再重複的吃藥減肥。此外，對於節食的人而言，大吃大喝後往往會有深深的罪惡感。在罪惡感的驅使下，就會展開新一輪、更苛刻的節食計劃，例如採取一些非常極端的方式，如進食後「扣喉」催吐、濫用瀉藥等，導致體重變化反反覆覆，甚至上升而沒有下降，變成了越減越肥。此時，他們會責怪自己不夠自律，沒有毅力，懷疑自己的自控能力，造成了心理上的傷害，傷害性極大，嚴重影響身心健康。

很多疾病都和肥胖有關，心血管疾病、脂肪肝、高血壓等大多都是由於體內脂肪過高導致的，從而影響健康和壽命。

胖菌和瘦菌

有一個新的理論：腸中的胖菌和瘦菌，決定了你的體重。

很多人已時刻注意飲食，平時只喝水，卻仍然會胖。這一方面與家族遺傳基因有關，另一方面其實與腸的益生菌、所排放的大便有關。腸道的細菌群，直接影響體重和體形。根據《奇摩新聞》，美國聖路易斯華盛頓大學醫學院曾有研究，指出腸內細菌可分為兩大類：厚壁菌門（Firmicutes）和擬桿菌門（Bacteroidetes）。他們發現，胖者與瘦者腸內兩種細菌的比例不同，胖者的厚壁菌門較瘦者多百分之二十，而擬桿菌門則少了近百分之九十。厚壁菌門是「胖菌」，

會製造有害物質，物質若流入血液中，會令血液較為濃稠，難以進入細胞中，因此便會流向內臟脂肪及皮下脂肪裡，形成脂肪堆積。擬桿菌門是「瘦菌」，可以保持腸道健康，並提升機能，不僅能夠順暢消化、吸收營養、排除廢物，還可以將營養分子送到清澈的血液之中，讓全身臟器都能獲得營養，加快身體新陳代謝，自然養成瘦體質。

青春策略

想要改變肥胖體質，首先要在平日飲食中開始調整，僅僅是少吃或節食斷食，遠遠不夠的。要設法增加兩個神秘的武器：瘦菌和酵素。另外，也可多吃葡萄和紫薯，兩者含有很多的花青素，可以增加體內的胰島素。若吃發酵的食品，可喝一小杯紅酒，因為它是供應給腸道益生菌的口糧，可以使腸道健康，明顯地延緩老化。

我在美國進行的減脂實驗

一個令減肥專家非常驚嘆的實驗

對於體重超重的人來說，很討厭提減肥兩個字，因為減肥對他們來說是非常無可奈何的事情，但是為了健康的原因，還是要不斷地去嘗試各種各樣的減肥方法，遺憾的是，往往是以失敗而告終！

為什麼呢？目前世上減肥的方法雖然非常多，並不是所有的減肥方法都適合自己，因為和體質、遺傳因素和身體各方面的情況都有連帶的關係。我舉一個常見的例子：同樣的兩個女生，她們相同年齡，吃的東西也相同，但是一個偏瘦，比正常人體重少了百分之十，一個肥胖，比正常的體重多了百分之十，這是什麼原因呢？胖的那一位說：「我喝點水都會胖，真是不公平！」所以社會上很盛行的一種理論是說，瘦的那一位新陳代謝快，而胖的是因為新陳代謝過慢而造成。

這個理論是不是正確呢？

上世紀八十年代，我曾在美國與一個醫學機構合作，做了一個

令減肥專家非常驚嘆的實驗。在這個實驗之前，一些醫學專家曾經對我的飲食結構和曼妙的身材產生極大的興趣，他們想要知道我青春的體態和脂肪不堆積在腰部和小腹的秘密。我告訴他們：我的減肥法不是用大運動量消耗體能，而是有辦法專門排除腹部脂肪的，於是就產生了這樣前所未有的實驗。

兩位非常有奉獻精神的女醫生，每天做同樣的工作，就是將我在斷食一週中的大便，檢查其中的脂肪含量。實驗成功了，一週下來，被從排便中分離出的脂肪有如一塊肥皂大小。但是我告訴他們，每個人的脂肪代謝能力是不一樣的，因人而異。

專家們很高興，他們組織了兩位減肥者，然後進行了這方面的研究。這個實驗就是讓 A、B 兩位進食同樣的、正常量的食物，並每天早上將他們的大便收集，然後提取其中的脂肪，只檢查大便當中的脂肪排出量。三個月之後，結果發現 A 排出的脂肪的量有近五公斤，好像我們裝便當用的塑膠盒那麼大的一堆白花花的脂肪團。而 B 排出的就只有 A 的四分之一。排出脂肪多的人，也就是減肥較成功的了，而排出脂肪較少的那一位，顯然他的脂肪就被身體吸收了，於是難以減下來。

為什麼會產生這樣大的差異呢？我們知道糞便是從腸子裡排出來的，實驗證明了一個非常重要的理論，腸子吸收脂肪的能力的多少，決定了人的肥胖。但是實驗中，這其中還有一個秘密，我們在實驗後期給 A 服用活性的乳酸菌和鈣片，由於活性的乳酸菌和鈣片可以減少腸道吸收脂肪的能力，這個脂肪就容易隨著大便排出來了。所以，A 在三個月裡面減少了二十六磅，而 B 就只減少了十磅。這是一個非常特別的對減肥做出很大奉獻的實驗！

青春策略

　　攝入高鈣的活性乳酸菌，可以減少腸道對於脂肪的吸收，並且有助脂肪從大便中排出。攝入我用芥藍菜速燒的活性碳製成的排毒養生包，可以用活性碳吸附腸壁脂肪和宿便，排便量大增，也是獨有的減肥妙招。近日有個二十歲的女孩，要我幫助她解決減肥時遇到的問題。據她母親說，女孩在澳洲已經進行了多年的減肥訓練和藥物節食等，非但無效，反而越減越肥。我給她的黑炭排毒功能包和蛋白精包，食用十天，竟然減重十斤！母女甚為驚喜。母親硬是要求將我每天食用的養生包，從冰箱中取走借吃，並發善願將這獨創的食療佳品，用於當今的疫情。

獨門抗衰
食療篇

第十四章

獨特的飲食抗衰法

獨創食醫法門特色

我獨創的食醫法門，有以下特色：

一、獨特論

這是獨一無二的食醫法門，也是豐富而系統的西醫營養學實踐，更是中醫「以食為醫」、「以食為養」和「以食為療」對付疾病的絕招，吃出生命的高度。並透過「以食補元」（元氣、元精、元神），帶動全方位五療。

食醫法門的教學食材是按國際雙重認證的食管標準而嚴格挑選的，採用風靡全球的蔬、果、糧、草之冠的食物，獨創研發，為求讓學員身心靈得到全面改善，建立正確飲食習慣和氛圍。

二、食醫理論之一：平衡論

獨特的食療理念和課程，傳授了九個正確的飲食平衡理論：

（一）消化系統，習性平衡；

（二）血液系統，酸鹼平衡；

（三）吸收系統，營養平衡；

（四）排毒系統，細菌平衡；

（五）以食為療，氣血平衡；

（六）以食為養，寒熱平衡；

（七）飲食有節，四季平衡；

（八）因病制宜，飲食平衡；

（九）擺脫陷阱，腸腦平衡。

三、食醫理論之二：實踐論

透過這門食醫法門，我將一生寶貴的以食保春、保健康的實踐經驗，公開揭秘。

食療課程面世，乃是因為預見全球疫情蔓延，糧食告急，全球流通凝滯，市場採買困難，而竭盡心力研發功能性飲食，送到學員的餐桌上。課程幫助忙碌的上班族節省時間，減少外食風險，從而改變平時不良的飲食習慣。實踐多年，立竿見影，有數十種病症消失的見證。凡實踐者，完成身體大排毒，瘦身見效，體態輕盈，三圍改善，肚腩消失，相貌回春，皮膚光潔，袪除常見病多發病，精氣神三寶明顯增加。

青春策略

我結合中醫學氣化論和西醫營養學研發食療產品，含有多種人體不能自我製造的營養素，乃集五十餘年秘方，是市面上前所未

有、獨一無二的「食療功能性的飲＋食」。

見證：心鎖解開了，小幸運也漸漸找上門

雲門健康食療香港學員梁潔萍

親愛的媽咪，帶著激動的心情，我將同學們的見證報告做成四節錄影片，獻給您和雲門健康食療團。以下是我個人第一階段的食療報告。

生理方面，體重減輕至五十八公斤，打破了減重的瓶頸位，之前的體重一直徘徊在五十九至六十二公斤，腰兩側的游泳圈和肚腩也相繼消失了。雖然體重不是減少了很多，但朋友都說我虎背熊腰的體形怎麼能變得這麼纖薄。此外，臉上的黑斑較從前淡化，臉頰變得細小。頭髮不像從前油膩，清爽柔韌。我從小小腿就水腫得很嚴重，食療前更開始感到疼痛，在兩個月的食療後，這雙甲組腳終於也能露出腳眼。我自小有一個壞習慣，不愛喝白開水，嫌棄它沒有味道，一天大概只喝兩杯，所以每次一喝水，很快就要上洗手間，腎功能也知不好。第一階段食療課程後，尿頻改善了，甚至連夜尿也沒有了，一覺睡到天亮。大便也很通暢，今天吃的，明天便都排出來。

心理方面，無形的工作及家庭帶來的壓力，曾經在嚴峻疫情期間，令我吃不消。可能是潛藏的阿Q精神吧，再加上從飲食上得到了療癒，每每在難關面前，腦海裡都浮出一條解結的鑰匙，將鎖結逐一打開。心鎖解開了，小幸運也漸漸找上門，朋友們主動幫忙清理家人的心毒，原來被

拒絕的外傭合約失而復得，連失去了多年的抽獎運也返來找我，我竟然獲得一大盒免費口罩，真的是非常感恩。

習律方面，每晚十一時上床睡覺，早上六時自動醒來練功，不暴飲暴食。可能是我的反應比較慢，食療初期要吃很多才有飽意，所以經常吃三層巨無霸，後期終於感覺到了同修們所說的那種飽肚感，口渴感，也得悉自己的新陳代謝功能得到改善了。

在二〇一八年十月，我踏單車時發生了意外。車翻了，左腳向打翻的車架撞了過去，當時小腿內側出血，血流到腳眼位置，醫生說幸好沒有骨裂，但也不易康復，經過多次治療後，在撞傷的位置仍有一塊硬塊留著，無法散去。前陣子，皮膚表面突然出現一些瘀青紫色，現在再也找不到舊傷的位置，竟然舊傷也不藥而癒了！

感謝大師媽咪，你改變了我，並讓我與整體五療達到健康的身心更貼近了。

見證：不僅是改變一點點，慢慢地變成回春美麗

祖母級青春派鐘玉蘭護士長

感恩遇上大師媽咪，感恩參加了澳洲「double 20」活動！我親身看見及感受到大師媽咪的超能量！這年來又享受到媽咪特別為我們安排的雲門食療課程。

這些日子以來，我的身體狀況漸漸的在改變中，人變得精神，變得健康！

最近的發現是我的指甲、眉毛及頭髮改變了。我是一位貪

靚的師奶，一向都很羨慕美女、太太們長而美麗健康的指甲及秀髮，因為覺得這樣很是優雅！面容上，我的眉毛比較稀少，且特別容易脫落，新陳代謝也是很緩慢，每次生長周期都是長出的少，脫落的多。

近日我嘗試把指甲留長，增添一點女性的優雅，我發現，我做得到，指甲情況比之前健康、堅固，甲面較多粉紅色，形狀呈橢圓形，指甲好好的，沒有脆斷，甲邊也沒有倒刺。我也發現我的頭髮較之前柔順、有光澤。眉毛生長周期也比之前正常了！

感恩媽咪！蒙福的女兒跟隨著「明師」，走在青春美麗的路上啊！

　　　　獨創食醫法門特色

以飲食延緩老化的智慧

把握人體健康的晴雨表

在快節奏的現代都市生活中，你是否注意到身體的一些悄然變化？口腔異味、肌膚缺乏彈性、毛髮乾枯脫落、眼圈黑暈、便秘、腹瀉等，這些症狀都說明你已處於衰老加速的狀態，在很大程度上是重大疾病的潛伏期。對於那些面對衰老與疾病肆虐的人而言，似乎衰老並不是很重要的，努力活下去，根本無暇照顧什麼抗衰老和如何使自己年輕些。怎麼辦？最直接而又方便幫助人解決疾病和衰老的辦法就是你的食物了。人只要活著就要吃，吃什麼決定了什麼樣的生命。所以在二〇二〇年初，當我預感並且警告了大病毒的來臨，決定雪中送炭，研發了養生功能飲食，並送上了雲門健康的食療課程，帶領大家在隔離的世界，用食物治療自己的身體，吃出青春和免疫力，拯救自己也拯救他人。

開講獨一無二的食療課程

當決定在疫情擴散下，開始進行以食為養、以食為療的養生保健時，首先面臨的是：需要智慧和經驗決定方案。走過一百三十個國家，品味了各種飲食習慣，經過我的比較，在目前流行的飲食療法中，有低脂飲食、低碳水化合物飲食、美國糖尿病協會飲食，還有中式的中草藥飲食、168斷食法……幾乎日日更新，令追求者不知所從。我選擇的不是傳統中式餐飲烹調菜譜或中藥食譜，而是從統觀全球的視野，選擇被世界公認的最佳飲食模式「地中海飲食」，因為它是經過了我本身三十餘年的實踐，帶給我青春歲月的美好，又歷經全球醫療機構和營養師的推崇，如今地中海飲食已經連續五年蟬聯年度最佳飲食排名榜單的第一名。

食療課程的觀念和內容，來自我從五十歲開始的以食抗衰老的方法，其中的第一個特點就是採用地中海飲食。和其他飲食法相比，我的食療的優勢，不僅僅是安排抗衰老食物，更是改善健康、增壽的最佳養生法。市場上出售的麵包會有過多的鈉、糖分和人工添加物，為了避免這些香噴噴的誘惑，我研創了功能性養生包。什麼叫做功能性的產品？就是它裡面所含的成分對你的青春有利，對你的消化系統有利，對抗氧化自由基有利，對衰弱的能量補充有利。

關於處方設計和營養成分，你們可能發現，飲食安排主要有以下八大結構特點：

一、強調低鹽、低糖、低升糖指數、低卡路里，但是自始至終沒有講過限制油類和脂肪的攝入。這是有醫學研究的：我們的地中海飲食，比坊間宣傳的低脂飲食更適合冠心病患者，從改善健康和青春長壽的角度來看，更是大大優於低脂食物。這項研究曾經納入過千例冠心病患者的個案，發現對頸動脈狹窄，尤其是心血管疾病

的發生率遠低於低脂高碳飲食，因而可使壽命延長。

二、食物或營養素並非單一，而是含多種不同食物的營養素，讓你的身體及共存的微生物群彼此之間互相協同，發揮出有益健康的功用。課程製作的配方更是符合營養學，有食療作用。

三、我宣導的飲食結構不是具體的食譜，著重於選擇食材的類別必須具有健康、清淡、方便、多樣化、營養全面五大特點。而季節性水果、有機蔬菜、堅果、種子、豆類、全穀類、橄欖油、魚類、低脂肪肉類和乳製品等便符合這些特點。此外，應減少鈉鹽，用鉀鹽或海鹽取代，以及避免攝入用稻米和精製白麵粉製成的主食。

四、節省烹調時間成本，方便攜帶，營養素多樣且豐富。

五、不需節食、餓肚子，更無須戒口。食後有飽足感，是因為低生糖指數，低卡路里，高能量，同時讓消化系統無負擔，精氣神充沛，是控制體重和瘦身的最自然的減肥法，可以長期進行，不會反彈復胖。此外，體重下降比低脂飲食更多，身體更健康。

六、每一餐都按照每一款定制的量，不會無意中讓食量忽多忽少，暴飲暴食。

七、老年人、上班族和小孩子都適用，利於消化系統的保養和修復。

八、有助身體健康、防止老化，對消除以往因飲食不節而造成的消化系統疾病，有顯著的效果。腹部肥胖者，細胞端粒較短，顯示肥胖的確會加速衰老。而理想的體重可以維持端粒長度，若配合我們的元氣能量動療，將有效地改善微血管和心肺功能，對健康與抗老回春都有每日的促進作用，更利於長壽。

青春策略

將冰箱中和廚房的垃圾食品丟進垃圾桶去吧！那些堆積的早已過期的保健品，也應進行「斷捨離」。此外，不要再購買漢堡等速食，尤其是甜點、蛋糕和麵包。購物時必須注意包裝上的標示，不僅僅是期限，關鍵是各種對健康有害的添加物。改變你及家人一日三餐的飲食結構，是延緩老化和健康的大智慧。

見證：身體也要斷捨離　　　　　　　　　　　　張淑琪

大師在星期日講課時，常常教導我們人生大智慧。她說到我們都非常需要排毒，我便開始思考該怎樣排毒呢？後來有一次大家都歡天喜地地期待大師落實指導我們排毒清洗腸道大行動，聽課時知道如有身心十毒不除，沒有一顆感恩和善良的心和行為，學什麼功法，吃什麼補品都是徒然的……

我想，如要青春和壽命做加法，應該從健康開始審視。二十四小時怎麼規劃？質、量同樣重要，睡眠充足和是否吃對的食物，以及身體裡是否有毒素積聚，都是相當重要的。

過去的日子，吃出病來在香港是應該很普遍的。以前，因為工作，我會餓到下午四五點才吃第一餐，或者很常放肆地大魚大肉，結果就是胃痛胃痰久不久就投訴。

由去年四月開始接受食療一段時間後，我整個人好像被reset 一樣，減了水腫，眼睛容易通紅的問題也改善了，如廁非常有效和感覺到大腸好像非常乾淨，身心舒暢，終

於看見了自己久違了的纖腰，精氣神增加不少。這些改變令我更加覺得有機會可以改變是最重要，明白過去種種壞習慣所引致的亞健康和對五臟六腑的負荷，就更加珍惜有這樣的機會跟隨大師。怎樣吃才是正確？如大師所說，保護好腸胃，就是護好後天之本。

排毒如期運作中，我想我應該還有一段路要走，我們用了多少時間來致病，就要用多少時間來康復。

最近，丟掉了屋子三分之一的垃圾才成功搬家。現在，繼續向身體進行該有的斷捨離！沒有垃圾，騰出來許多地方，讓身體不受壓。我們一起提倡 whole food，拒絕加工食物，奉行簡單、返璞歸真的生活模式吧！

地中海飲食傳奇的緣起

　　地中海飲食是最能保持身體年輕的飲食方式。知道這個健康飲食概念，緣於上世紀八十年代起的兩段傳奇故事。

　　當時我定居在美國。女兒從中學，便開始在美國人的公司打工。幾年之後，我發現了美國式的飲食，使正在成長期的女兒的體形、體重、健康，都出現了令我憂慮的狀況。由於我在西雅圖自然療法研究所工作，發現美國人普遍存在三高問題，肥胖、心臟病、癌症的比率連年增長，顯然與不良的飲食習慣直接相關。我開始注意迴避美國的飲食結構和快餐文化。在決定讓女兒加入我的教學行列之後，我用自己的中醫食療法，幫助她在三個月的時間裡，減重十一公斤，更於一九九〇年隨我登上台北中山紀念館大禮堂講台，被媒體報導稱讚其為美麗輕盈的大雁。

　　從九十年代初，我被陸續邀請到荷蘭、德國、法國、意大利、希臘等教學和演講，當地的地中海飲食引起了我的極大興趣。最初的邀請人是德國著名出版社的社長 Sylvia Luetjohann，她在歐洲的列車上，眼睛盯著對座的人手中讀的英文書，她們聊起了這本書的

作者和傳奇故事，封面人物的「生命之光」照片和作者乃是我。之後，出版社打電話到美國，請求將該書翻譯成德文版。後來，我的葡文和希臘文著作也開始在歐洲陸續發行。因此，連續十多年每年到歐洲授課，也結識了不少朋友。那時候我就發現：在歐洲德國、希臘和意大利南部西西里的學員的生活都比較簡單，體形也都比較正常，較少有像美國人那樣的肥胖者。

一九九三年十月，國際書展在德國法蘭克福舉行。會展中心安排了我的盛大演講會和簽名會。出版社社長請我到她家裡，她客廳的牆壁上掛著幾幅唐卡，還有一張圖是地中海飲食金字塔，它引起我極大的興趣。該圖是出版社印刷發行的，我得到了一張。我們開始了在自然療癒法領域裡，探討食物養生的深度。

她順手拿出一份報告，說在一九六〇年代，她的博士朋友們開始做研究，以一萬三千名年齡在四十至五十九歲的中年人為對象，分別住在南意大利、希臘、南斯拉夫、芬蘭、荷蘭、日本和美國等國家，調查飲食與冠心病之間的關係。結果發現，希臘克里特島的人有世界最低的冠狀動脈心臟病發率。從此才帶出了地中海飲食模式的概念。直到一九九三年，哈佛醫學院及世界衛生組織在一場會議提出「典型地中海飲食」和「地中海飲食金字塔」的定義之後，相關的研究才慢慢多了起來。也就是說，一九九三年應該算是「地中海飲食」正式被賦予明確定義的時間點。二〇一三年，聯合國教科文組織將地中海飲食正式列為非物質文化遺產。

青春策略

進入二十一世紀，很多人開始注意飲食對健康的重要性。地中海飲食，已被證明是最健康的飲食模式之一。可惜的是，在中國餐

館流行全球的環境下，在亞洲卻沒多少人知道這個堪稱最多研究支持的健康飲食法。正因為如此，我宣導提倡的食療法才使學習者耳目一新，我用地中海飲食為原則而創造的九款功能性養生包，才會堪稱為世界獨一無二。

用舌尖上的智慧吃出美麗長壽

舌尖上的享受，帶來快樂因子多巴胺，是青春美麗之泉。

從上世紀九十年代開始，我五十多歲的時候，將地中海飲食帶入我的生活，我的身體便不因年齡增長而衰老衰退，反而逆轉越老越健康。地中海飲食為我們提供不同食物的選擇和有明確的食物攝取量指標，而且強調人們日常的生活形態，幫助我們養成規律的運動習慣，並建立良好的家庭就餐氛圍，達到飲食不僅是飽腹，而是身體營養與心理健康的飲食概念。

地中海飲食的結構特點

地中海飲食既為最健康的飲食模式之一，其特點相當多：

一、大多為低 GI（Glycemic Index，升糖指數）食物；

二、膳食纖維含量高；

三、蛋白質來源品質優良；

四、富含多種維生素和礦物質；

五、富含抗炎、抗氧化劑；

六、油脂來源大多為橄欖油，不飽和脂肪比例遠超過飽和脂肪；

七、攝取發酵食物，有益腸道環境；

八、提倡適量飲酒。

經國際權威機構認定，地中海飲食被評鑑為世界健康飲食模式首位，對人體健康有很多好處：

一、延緩老化。根據營養學專家 Antonia Trichopoulou 於二〇〇四年在學術期刊 *Public Health Nutrition* 發表的文章，不管是地中海周邊的居民，還是生活在其他地方的人，只要兩者是以地中海飲食方式進食，能顯著減少死亡風險，即是活得久的機會比較大，因為普遍被醫學界認為與老化有關的細胞染色體末端的端粒長度會明顯比飲食品質不佳的人要來得長。隨年齡增長，身體開始老化，端粒的長度就會縮短。所以，我認為我們的食療是回春延壽餐。

二、幫助減肥。一篇刊登於 *The American Journal of Medicine* 的研究文章指出，參與減肥研究的人都是體重超標者，而且試驗時間都超過十二個月。結果發現，地中海飲食在減重的效果上要比低脂飲食來得有用，用地中海飲食減了四至十公斤；用限制脂肪的低脂飲食只減了三至五公斤。

三、降低失智，有助提升記憶力，可能對認知能力有正面的作用。有研究發現若果一個人的飲食方式越接近地中海飲食，認知能力衰退的速度會越慢，發展成阿茲海默症的機率也較低。

四、降低患有骨質疏鬆患者的骨質流失率。

五、可改善憂鬱，促進心理健康。

青春策略

我堅持每天按自己的保春延壽食譜來料理和進食，它體現了豐富多彩的飲食結構。主要內容是：

一、飲食結構基本上是按照我多年主張並且執行的中醫五行五色食養法。從美國移居到澳洲後，發現澳洲的食品及土壤環境及更接近西醫營養師的地中海飲食金字塔。這兩個以食為養的結構，便成了我的飲食總原則。

二、富含新鮮蔬菜。基本上用花園自種自產的沒有農藥化肥的有機蔬菜，其中蔬菜的冠軍是羽衣甘藍。外買可以選深色蔬菜，如紫色菜花、深紫胡蘿蔔、紫色洋蔥、蘑菇、球芽甘藍、番茄、菠菜、芥蘭、地瓜葉等；辛香調味的辣椒、薑黃葉、生薑、大蒜等，適量對身體也很有益。這些每天都會出現在我的早餐中。你們從我兩年來公布的食譜可以看出原來這是根據地中海飲食的重要性而選擇的蔬菜。

三、水果多色。牛油果、藍莓、檸檬、奇異果、百香果、桑椹、芭蕉、台灣芭樂。少食過甜的水果。

四、食用適量的蛋、魚和海鮮。首選鮭魚、鮪魚、沙甸魚、鯖魚、蝦、金槍魚、鱒魚和蛤。

五、選擇吃燕麥、大麥、黑麥、藜麥，拒絕白麵包、白米和防腐劑的速食麵。而我研發的另一款黑麥瑪卡強腎功能包，取德國黑麥和南美洲瑪卡，加入水果蔓越莓、葡萄乾、胡椒，外皮沾滿酥脆的堅果、葵花籽、芝麻籽、燕麥、薏仁等，稍加熱二十秒，營養豐富，口味絕妙，口齒留香。舌尖上的享受，帶來快樂因子多巴胺，是青春美麗之泉。

六、堅果和種子。堅果包含松籽、杏仁、核桃、榛子、腰果

和開心果。種子包括向日葵種子、南瓜種子、芝麻種子、奇亞籽和亞麻籽等。我將這七種種子，都安排在我研發的另一款蛋白精養生包，專為減肥美容而設計，由麥芽粉、黃豆粉、蛋白精等七粉（唯獨沒有麵粉）製作而成，口感香潤軟糯，真是人間美味。

七、使用草藥和香料來調味食物。例如松露、胡椒、大蒜、奧勒岡、羅勒、百里香、薄荷、鼠尾草、迷迭香、肉桂、檸檬葉、桂皮、桔皮和檸檬汁。這樣，便使得鹽分攝取量大大減少，我推薦給你們的一小瓶松露海鹽，夠一個人可以吃上兩個月，就是為了極大程度上限制鹽的攝取。

八、健康脂肪。包裝特級初榨橄欖油、牛油果油、核桃油。但橄欖油其實不適合高溫烹調，最好的方式還是涼拌或低溫烹飪較好。不可吃塗抹上人造奶油和人造芝士的白麵包，以減少攝取飽和脂肪和反式脂肪。

九、適量葡萄酒，每天一杯，含有白藜蘆醇，有益健康美容。

十、豆類。包括黑豆、芸豆、斑豆、豌豆、豇豆、鷹嘴豆、蠶豆，含有較多的植物蛋白質。

十一、乳製品。適量的乳製品，例如希臘酸奶、乳酪和牛奶。澳洲是乳製品最豐富的國家，經過我對幾個畜牧場和芝士工廠的考察，其天然成分是排在世界首位的。僅以乳牛來說，澳洲牛羊是放牧吃草的，而在南北美洲是餵飼料的，甚至會把牛骨粉碎，拌在飼料當中。對於素食吃草的牛來說，吃自己同伴的骨頭，是不是瘋牛症的來源呢？

十二、不需要複雜的烹飪技巧，也無須過度調味，只用養生功能包做主食，和一杯健康飲料，就已經非常足夠了。對於蔬菜，最簡單烹調方法是水煮後，在盤子中加入冷壓橄欖油和檸檬，即可營造出清新的地中海風味。

第十五章

獨一無二的飲食喚春法

創製獨一無二的五色食療功能包

　　平衡的飲食，還包含了食物色彩的全面及平衡。我們在飲食過程當中，有五種形，五彩繽紛，對不同的五臟六腑有相應的補益作用。因應時局病毒肆虐，我將抗炎排毒增加免疫力的精品食物，創研了全球獨一無二的食療功能即食方便餐，並且具備了中華新飲食文化當中的五色五味入五臟之食醫學療效。

一、黑色的食物

　　逢黑必補，黑色食物養顏、抗衰老、防癌；對應五形的水，水可入腎，所以夠增強腎臟之元氣，可以說它是一種元氣食，對於泌尿生殖系統也有很大的幫助。此外，由於黑色食物有助增加身體的修復力，同時能夠減慢細胞衰老的速度，營養價值最高，對於心臟病、動脈硬化、腦中風、肝腎臟病、貧血和脫髮都有很好的療效。中醫更認為黑色入腎臟，是補腎的食物。黑色食物包括黑木耳、髮菜、海帶、草菇、海苔、黑豆、豆豉、日本的納豆、紫米、海參、

黑芝麻等等。黑麥、蕎麥和黑芝麻等，更是黑色食物中的黃金，能夠刺激人的內分泌系統和造血系統，具有幫助消化、有益於腸胃、補血補腎的功能。

為了保證我們的餐桌上有足夠的黑色食物，我研創了兩款黑色主食：

（一）黑麥瑪卡補腎功能包。其中糅合了二十九年的活酵母，用大補腎氣高纖高鐵高礦物質的德國黑麥和南美洲戰神瑪卡製成。內用補腎枸杞及黑莓，外用黑芝麻包裹，酥脆香醇美味，成為學員們餐桌上日日享用的最愛。

（二）黑炭排毒包。用於吸附大腸的毒素，達到順利排便，防止自身中毒。

二、綠色的食物

肝於五行中屬木，與綠色相配，中醫認為食用綠色的食物可以通肝氣，幫助我們疏肝理氣、緩解情緒，也利於肝臟排毒。

綠色的蔬菜中，有清熱解毒、清理身體垃圾之效。蔬菜中的葉酸也在人體新陳代謝中扮演著很重要的角色，尤其是蘿蔔葉，是非常好的排毒食品，也能養顏美容，還有清除肝臟雜質、毒素的功能，從而提升活力。我研創了羽衣甘藍抗老化養生包和菠菜綠茶養肝包兩款：

（一）羽衣甘藍抗老化養生包

羽衣甘藍是綠色蔬菜的冠軍。我請澳洲工廠以我的配方製成羽衣甘藍抹茶養生英式鬆餅，味道清香田園風，用以抒壓、疏肝利氣，減少引起脂肪肝的風險，效果奇佳。羽衣甘藍含有大量的抗氧化劑如維生素 E 和硒元素，有助於防止大腦的老化，降血壓、護肝。

（二）菠菜綠茶養肝包

菠菜含有的維他命 A 和 C、豐富的胡蘿蔔素、鈣、磷及一定量的鐵、維生素 E 等有益成分，能供給人體多種營養物，也能使血糖保持穩定。此外，菠菜含有大量的植物粗纖維，具有促進腸道蠕動的作用，利於排便。

三、白色的食物

白色的食物養肺，如果平時腸胃脆弱，而且很容易發胖的人，要多吃一些白色的食物。在白色的蔬菜中，包括洋蔥、大蔥蒜、芹菜、馬鈴薯、高麗菜、卷心菜、白蘿蔔、白菜、白木耳、杏仁、山藥、百合等。

我研創了「減肥美容七籽包」，當中高營養的蛋白精粉、藜麥粉、胚芽粉能淨化血液，強化體質。此外，七籽包也含豐富的維生素 E，可促進血液循環，有效維護全身機能，從而預防心血管疾病。七籽包軟糯，味道芳香，能供應我們一天的飽足感，是減肥減脂的美食。

四、紅色的食物

屬於氣血虧損的人，到冬天的時候就會四肢冰冷、手足無力，要多選擇紅色食物，如番茄、櫻桃、山楂、紅棗、紅蘋果、紅薯、紅豆、紅酒、草莓、枸杞等。當中番茄中的茄紅素，對於身體的抗衰老和抗氧化是非常有效的。在紅色的食物中，我最推薦的就是紅菜頭了。紅菜頭，很多人不吃，少有人注意到它。早在一九九二年，我與德國醫生團體就做過關於紅菜頭抗氧化和抗癌，以及增加

血液的紅細胞活力的實驗，並發表了文章。當時的實驗是這樣做的，我們先抽出被實驗者的一滴血，放在顯微鏡下看細胞的活力，然後讓他口服一大杯經過我注入元氣能量的紅菜頭汁。靜坐半小時後，我們再重新抽取和檢查被實驗者的血液，竟然發現血液發生了很大的變化，白細胞變得透明有活力，紅細胞的數量也有增加。很多人不大注意到紅菜頭，其實它是非常好的排毒補血食品，我們應該要把它當作第一類優良的食品，所以，我的九種養生功能包中，有一款是用紅菜頭榨汁做成的。

五、黃色的食物

在五行當中，黃色的食物是可以調養脾胃的，對消化系統有幫助。黃色的食物包括玉米、花生、金針菜、大豆、鳳梨、香蕉、木瓜、枇杷、柑橘、南瓜、黃豆和胡蘿蔔等等，都是含豐富的營養素。我首推薑黃素和生薑。它們在抗發炎中，獨佔鰲頭。所以，我請澳洲工廠按照我的配方，製成雙黃蛋糕，用蛋黃、薑黃素和生薑、芝士、黃玉米粉、黃豆粉，集黃之精華，既能補養脾胃，又含有維他命 A、C，具有抗氧化和抗發炎的效果，減少引起相關疾病的機率。

青春策略

我們的身體應該是吃什麼樣的東西？如何以五行食物達到營養均衡？這是屬於我們的課程當中的食療的一個部分。我依五行學說而編排的許多五行養生食譜，主要講的是如何以飲食補氣血。如此一排一補、先排後補、練養相兼的效果，使每個人臉上表現出潔淨

色澤，容光煥發，煥然一新！

見證：把天人合一的思想，融入在飲食的藝術上

學員楊健華

食之有「道」，大自然界有這麼多隱世 superfood，卻從不曾發現，直到大師媽咪的神仙棒一揮，幸福地吃到了獨門配方的生酮麵包，焗熱香軟又有韌勁。生酮麵包口味有黑竹炭、紅菜頭、綠波菜，款款好「色」有「營」，既符合低碳、低糖、高蛋白的飲食新風，又能夠歸於人體的五行屬性，滋養補身，更令人驚嘆的是這配搭可以如此千變萬化。

而「羽衣甘藍」四個字聽起來已經覺得很有仙氣，追根溯源的話，知道它非常有營養，抗癌威力大，得到了世界各地的食家的垂青。我們吃進肚子裡的珍貴的羽衣甘藍，有幸是由讓大師媽咪親自監督和選取，加上澳洲優質的、適合種植的氣候，以及光照和土壤都獲得保證，是 super 中的 super，對健康極有益。

既然是雲享食療，在大師媽咪的大智慧下，如何將 superfood 轉化成超能量送進口裡成為超級美食，這才是最精彩、最值得學習的地方。羽衣甘藍帶粗纖維和青澀味，大師媽咪保住了它原有的大自然精華，在一番努力下，逐漸演進為濕潤柔軟、入口即融的鹹芝士口感蛋糕，這可讓同修有口福了！只要一日一口，你猜我們一群食家

同修，吃了什麼到肚子裡？竟然是一盤盤「時菜」，是萃取自大自然的 super 能量，在潛移默化中我們身體起了一道防火牆，就算疫情放肆橫行，我們也能跟大自然融合交往，令整體狀態輕鬆。

忽然察覺到大師媽咪像變魔法一樣把「天人合一」的思想，融入在飲食的藝術上，自然界這巨大的寶庫，在媽咪大師的魔手中可以變出不同的形態，有形的、無形的，真的五體投地，深深佩服啊！

食療：以食為療

食物不但療病，並可充飢；用之對症，病自漸癒，即不對症，亦無他患。

人體的健康非一蹴而就，一定要用身心靈整體五療對自己進行全方位的健康管理。不僅整體的，而且要自我的、根本的。這三個要素相當重要，我在課堂上一定要講的，不抓到根本病根不行，不整體調理不行，不啟動你身體的自癒力更不行。

在我的整體健康學當中，食療是很重要的不可或缺的部分。

目前，全球醫學界及營養學界普遍肯定了飲食與健康關係至為密切，只有以食為療，才能增強人體免疫力，才能負起抵抗疾病的任務。總之，在養生保健中，健康飲食確實很重要，特別是一些慢性疾病或難以治療的疾病，通過我們雲門健康團隊三年的食療課程，已經對二十三種疾病和症狀達到了意想不到的康復輔助效果。

起初，很多人以為食物最主要的作用是提供營養予我們的身體。其實不然，中醫很早就認識到食物不僅能提供營養，而且還能療疾祛病。如近代醫家張錫純在《醫學衷中參西錄》中曾指出：食物「病人服之，不但療病，並可充飢；不但充飢，更可適口，用之對症，病自漸癒，即不對症，亦無他患。」

衰老從消化系統開始

一個正常的人，衰老的過程是從消化系統開始的。當我們的消化系統沒有辦法正常地給五臟提供足夠的能量的時候，五臟六腑陰陽，就不能協調運作，人體就會慢慢地老化。

當機體慢慢老化，最先的感覺是什麼呢？

最新的感覺就是元氣不足。能量不夠了，四肢感覺軟弱，全身疲倦，尤其是食慾減少，因為少了更多的能量供給五臟六腑和四肢百骸。所以，我們要具備有超能量，才能超健康，能量最快供應的是你的消化道，因為它最忙了，它是除了心臟外，最不可缺少、最忙碌的器官，而且消化道裡面接觸到你吃進去的東西，無論好壞，它沒有辦法分辨的，只會默默地接受著，若出現消化不良，只能產生多餘的氣體，因此胃就會不舒腹、脹氣。

消化系統的惡性循環

你的消化道裡面充滿著什麼東西呢？黏膜和很多的黏液。這些黏液是活性的，所以當你的飲食不當的時候，變相是在傷害它的活性。這些活性的東西變成了什麼呢？變成了不該需要的東西，變成一種毒素，就叫做痰。這些東西都堆積在你的消化系統，越積越多。在中醫裡面有兩個字形容這個痰毒，叫做痰濁。從此以後呢，你就開始胃口變得沒有像年輕的時候那麼旺盛，排便開始不正常。只要排便不正常，便開始腹大，隨著歲月，小腹就會越來越大。

可能你有一個概念，認為自己沒有腸毒，已經很瘦了，很怕排出過多的大便。這是錯誤的理解。很瘦的人便溏，即大便不成形，其實也是腸毒的表現。我們所說的排腸毒不是指排泄。

青春策略

正因為衰老是從消化系統開始，因消化系統每天太過忙碌而產生，所以我們的食療就需要讓消化系統恢復元氣。

見證：輕鬆自主，吃得簡單快樂　　　　　　　　學員黃秀娟

謝謝大師媽咪的鼓勵和指引。我的總結報告如下：

一、精神變好，面色紅潤，步履輕快，平時出汗感覺黏稠而不爽，現在卻享受在陽光下走動、汗水淋漓的感覺。

二、我向來腸胃不好，容易消化不良，過去兩個月來主食是「雲門營養包包」，幸運地除了初期有腹脹感之外，其他腸胃問題都漸漸改善了。聽大師說等燕麥來了就可幫助改善腹脹便秘情況，太期待了！現在每天飲食可以輕鬆自主（煮），不必為煮晚餐勞神張羅，吃得簡單快樂！

三、排便量和次數都多了，初期早晚更排出墨綠色的大便。面上的斑減退，體重少了兩公斤，體形重塑，穿衣更好看。面頰胸臀豐滿了，褲子的腰圍也鬆動了。

四、在床上以靜功配合呼吸，通常都是自然入睡，感恩可以享受每晚的睡眠時刻。

五、學會感恩身邊一切美好際遇，人生路上得遇大師指導引領是大福氣，現在內心明白大師所講的「凡是經歷，皆為饋贈」，自然就有正能量跑出來，不再恐懼和徬徨。

大師媽咪的鼓勵和祝福，讓我相信自己有能力實現人生目標，以正能量支持身邊的人。我要好好練功，領悟「靜無空虛靈」，期望每天都比昨天年輕一點，快樂多一點。

揭秘我的抗衰聖餐

抗衰聖餐，日日飲食，乃是長壽之鑰。我的抗衰老早晨三部曲：升陽氣、排陰濁、帝王餐。

各國旅遊中尋秘長壽食

在一九八七年，我前往俄羅斯一個偏僻的鄉下與一些基督徒聚會。在他們之中竟然發現了幾位百歲老人，我馬上向他們討教長壽的秘密。他們説就是吃自己生產的健康食物。在共餐時，我發現了希臘的硬乳酪和橄欖油，還有甜甜酸酸的酸奶。這一次的接觸，才知道我長期喜歡食用的這些東西，竟然是抗衰長壽聖餐！我開始認真探索食物與健康的秘密。我不斷地在世界各地旅遊中，將探索長壽秘訣、飲食風俗和習慣成為我旅遊的重要目的。我發現的抗衰老聖餐，並多年付出執行的飲食習慣，披露如下：每天早餐吃得如帝王，不僅僅是豐富，主要是用食療的原則，調養出健康與美麗青春。青年時代，繁忙地工作，總是和時間賽跑，幾乎沒有時間安靜地吃早餐。原生家庭沒有這方面的教育。甚至有幾次未及中午，餓得頭昏眼花出冷汗血壓降低。及至中年，才發現整體調節健康中，食療和食養是重要的一環，而食養首先需要注意的，就是善待自己

的清晨時光。我的飲食習慣展現了「三講究」和「一避免」的特點：

一、講究「五行食養」，以求古代五行學說的相生均衡

天有五行，人有五臟，食有五味。以五穀粗雜糧為五行，豆類則是五行豆（黃豆、綠豆、黑豆、赤小豆、花豆），而蔬菜及水果以色彩及性味為五行。一年四季，講究食物相生之味，五臟不傷，五氣增益。

二、講究「三多」，以達現代營養學的全面與均衡

（一）多樣化

早餐能加強人體後天的營氣，是供應每個機體一天的能源。

選擇到世界最純真的澳洲有機燕麥粥，撒入松子、枸杞、葡萄乾、藍莓乾、南瓜籽、芝麻籽，可以提供高蛋白質和不飽和脂肪酸，味道也十分好。我自從疫情開始，我研發養生功能包九種，由澳洲工廠代工特製以來，三年中，再也沒有買市售麵包，更不食任何白麵粉和白米做成的主食，減少了多餘脂肪和大大改善了新陳代謝。

（二）多豆類

寧可一日無肉，不可一日無豆。當中以黃豆最為神奇。豆類具有抗癌的效力，其中的異黃酮有阻止女性乳腺癌腫瘤發展的作用。所以，我將綠豆、赤豆、白鳳豆、黃豆、黑豆作為一組放在儲食櫃裡，每日必吃，尤其是含胰蛋白酶的黑豆，能增強胰腺功能，促進胰島素分泌，有助於預防或治療糖尿病。請注意，這五種豆也是我安排的五行豆。五色豆類，分別補「心肝脾肺腎」。

所以，我日常的飲食會想方設法吃各種豆。我研發的養生功能包之一的蛋白精美容塑身包，就是以蛋白精、大豆粉、麥芽等七種粉製作的，是用豆類代替麵粉的佳品，因為豆類是蛋白質的最佳來源之一，可以提供飽足感。如配以三文魚、芝士等，更可供應充足蛋白質和多種礦物質。

（三）多有機蔬果

現在的蔬果太過漂亮，我拜訪過台灣農業博士，讓我明白了水果變得越來越甜和越大的辦法。想到我的前半生，農藥化肥農民還用不起，所以蔬菜就會有蟲眼。來參觀我的魔法花園的友人說：「為什麼蔬菜水果那麼便宜，你還自己種？」我回答說：「市售菜太漂亮了，蟲子都不敢吃了，因為太多化肥和農藥，我們吃了怎麼會不中毒呢？」所以，我平時的蔬菜就來自於自己的花園，有巴西抗癌的紫番薯葉、白蘿蔔、絲瓜、南瓜、長豆、毛豆、羽衣甘藍、辣椒、韭菜、生薑、薑黃等，多到吃不完。部分水果也同樣來自花園，依據自己身體需要而種的，主要有牛油果、芒果、火龍果、桑椹和百香果，還有一年不斷的香蕉、檸檬、芭樂果，掛在樹上，隨時摘食，而剩下的所有的蔬果葉及香蕉皮都可加上酵素，製成有機肥料。

清晨，聽鳥兒叫著，提籃採摘蔬果，現摘現吃，在口中感受鮮活的生命力。打理抗衰聖餐，其樂無窮。

三、講究「以草本植物調味」

我的花園特別種植了小蔥、生薑、薑黃、大蒜、香菜、薄荷、百里香、紫蘇、薰衣草，以及各種各樣的檸檬。有些人以為這些只是做菜的調味料，很多吃素的人不吃這些東西，是一種損失。其實，它們不僅僅是調味品，而是抗發炎、增加免疫力的良藥。

以葱蒜來說，有十幾種可以選擇，例如紅、黃洋蔥、大蔥、小蔥、蒜苗、大蒜，對身體的幫助非常大。以民間流傳一句話說：冬吃蘿蔔夏吃薑，勝過醫生開藥方。我吃薑卻是不分季節的，早餐必食三片生薑、兩顆醋蒜。

這些物質，是天然的抗生素，有殺菌抗發炎的作用。其中的大蒜和洋蔥因為含豐富硒，所以對於胃癌有預防作用。

我將紅洋蔥泡紅酒，每日晚間飲半杯，相信長期以來對我的心血管及心臟有強壯維護保養功能。

四、避免多「五白」

我們應該盡量減少攝取白糖、白精製鹽、白脂肪、白味精、白米麵。偏偏現代人的飲食，以五白為主，吃出的現代疾病的風險嚴重增加。當中白糖和白精製鹽較為普遍。

白糖指的是一般家庭用的白綿糖、蔗糖、砂糖。（我研發的養生包系列，特別嚴格監督用低升糖指數的代糖。）升糖指數高，即意味著食物所含的糖分會被身體快速吸收，於是大量胰島素不斷地進入血液之中吸走糖分，最終可能會損耗胰臟，或是胰島素對血中的糖分不再有反應，導致血糖不受控制。

白精製鹽指的是市場上鈉鹽。（我研發的養生包系列，是用碘鹽或鉀鹽。）鈉鹽對人體造成很大危害，飲食過鹹會增加腎臟的負擔，進一步造成排鈉障礙，從而使血壓升高、蛋白代謝紊亂，出現骨質疏鬆、長雀斑和老人斑、面部浮腫、臉上皺紋增加、脫髮等問題。

青春策略

我們應採用新鮮、有機、潔淨的食物，盡量避免含農藥、化學肥料、化學添加物或精緻加工的白米、白糖、白鹽、白麵包，被污染的食品和速食品都不要吃。

我的抗衰老策略清晨三部曲：升陽氣、排陰濁、帝王餐。你可以試行，慢慢地就會諸疾不生，遐齡自永矣。

以性延衰篇

第十六章

以性延衰揭秘

素女經與房中術

宗教與性

養生，其目的是使自己袪病延年，生活得更美好。性慾是人體正常生理現象，不可為了養生而完全迴避，有所節制就可以了。

道家修行，對性生活要求極嚴，「節制慾，懲憤怒」是他們的宗旨，要求修功者有不漏不壞之體，極為重視元精的作用。

佛教也類同，真正的出家人是要完全避免性生活的。

中醫也一貫強調保腎養精，主張人們在養生中節制性慾，尤其是病患者，因為縱慾不但對病患者的病情發展和治療效果帶來不良影響，而且對正常人的健康也會造成損害。

房中術：房室養生的技巧、御「術」

房中術是道家文化的一部分。它最早出現於漢代，而且和道家關係極為密切。道家的「房中術」，專門介紹用「性」來調節身體，

也是練功的功法之一。所謂「房中」，就是男女交合中，關於「性」與「命」的事情，也是用養生性命雙修的事情。

長期以來，房中術被人們塗上一層神秘、玄虛的色彩，但實際上它在很大程度上代表著中國古代的性學理論。

房中術是中國古代的性文化。從現代的觀點來看，房中術把性與男女靈氣交流結合在一起，並且與追求延年益壽結合在一起。除了在中醫學理及應用知識之外，也被道教用作修行方式的一種，叫做：以「道」御「術」。

素女經：房室的性學問

黃帝尊稱養生家素女為師，曾説：「素女為我師，儀態盈萬方，眾夫希所見，天老教軒皇。」素女是皇帝的男女陰陽之事的輔導者，也就是指導如何陰陽之合，倡男女之情，以性命雙修之道得到延壽。

千古秘傳的房中術的記載雖然非常多，但是我總結其房中術講究的如下幾個要素：

一、以性養生，以性悟道；

二、保精之道；

三、生命能量有效吸收與轉化技巧；

四、補充生命能量的技能。

它的要訣是「精」，就是在「寶與保」兩字上，把這個精氣看得非常重要，所以説：若要不老，還精補腦，這是道家的一個經典的秘法。

保精，包括怎麼生精，如何造精？怎麼樣固精，並且怎麼還精，這是道家養生家的一個修仙的道路。

青春策略

依據這些珍貴的文化遺產，我編創的「回春秘功」和「龜壽臥式長壽術」就誕生了！其法著重於增精造精、精氣的「寶與保」之道，挽救性早衰損陽者無數，乃是生命能量有效地吸收與轉化的技巧，以及補充生命能量的秘訣。

兩千年前的性學密碼

中華文化當中的性學密碼，還包括《十問》、《合陰陽》、《天下至道談》這三本書，相當於春秋戰國時期性學的概要，內容和理論要素，都是通過天道來演述人道，體現了對「天人合一」的追求。

在《十問》一書，記述了黃帝與天師、大成、曹熬、容成，還有堯與舜、王子巧與彭祖、商王盤庚與耆老、禹與師癸、文執(摯)與齊威王、王期與秦昭王等歷史人物之間的問答。這十問討論了十個有關房事養生的問題，主要論述房事中應如何順應天地陰陽的變化進行補養。

第一問：問的是如何行氣，提出了採陰補陽的最初概念。

第二問：討論的是房中食補，通過服食動物的睪丸及酒泡動物陽器以達到壯陽的目的。

第三問：提出了固精不瀉的法門，一連列舉了九種不瀉的好處。

第四問：討論的是以性生活當成健身運動，以達到長生長壽。

第五問：提到了人的性功能是人類最早表現出衰退的，因此要

愛護它，學習和研究如何保護它。

第六問：討論如何養陽，包括用導引、氣功、按摩、行氣、服食等內容。

第七問：提出若要不老，必須還精補腦的最初概念。我的回春秘功就是以這個理論為基礎而編創的。

第八問：講述大禹治水多年，過於勞累，以至於陽痿，結果使家庭大亂，他的臣子給他開的藥方是每天做體操之類的有氧運動。治好了他的陽痿。

第九問：談的是性的養生法，食補和睡眠法。

第十問：講如何取天地之氣和通過對女子的採補還補自身。

青春策略

《十問》的主要內容和觀點是：要順天地陰陽的發展規律補陰養氣，要善於保護性功能，強調對精液要守而不泄，以及要服用滋陰之品，性交應和氣功相結合等。現代人的性知識，大多與生育有關，與養壽無關。學習了解古人的惜精、惜氣、運氣、滋補、性生活保健，對於現代人的性生活有相當科學的寶貴的指導價值。

延壽篇

第十七章

讓健康壽命用加法

微循環夠好，壽命自會長

微循環系統決定你的壽命

人們看到我在八十二高齡，挺胸收腹踮起腳跟走路，疾快如風超過漫步的隊伍，他們總是跟著後面，拍攝、拍手、模仿……更連呼不可思議，問道：「我們的父母為什麼到『七老八十』就行動遲緩了？」他們老年痴呆，拄著枴杖，不良於行，或常坐在輪椅上，似乎臨人生的終點不遠了。

我答：我設法保持自己健全的微循環功能，因為它是保證體內重要器官執行正常功能的首要前提！影響系統衰老的速度的根本原因是什麼呢？就是在於微循環的瘀、堵程度和速度。也就是說，人的壽命取決於微循環。

微循環的功能

微循環乃是人體進行血液和組織液之間的物質交換。微循環是

整體論的一個表現，是西醫關於衰老的理論，可見西方醫學並非只是「分割論」，即將人體分割開來看。

在微循環中，血流量與組織器官的代謝水平互相適應，就可以保證各組織器官的血液灌流量並調節回心血量。若果微循環受到阻礙，將會直接影響各器官的生理功能。

微循環處於身體的外端和遠端，這些地方會先形成瘀和堵，慢慢再向體內深處蔓延。

微循環與衰老和壽命的關係

隨著衰老，人到五十歲，微循環瘀堵達到百分之五十或以上，這時候人體開始加速衰老。而到了七八十歲的時候，微循環瘀堵達百分之七十至八十，若是四肢和遠端的微循環都基本不行了，人的生命也就快到終點站了。

為什麼有人能活一百多歲？是因為他們的微循環能夠保持暢通。那為什麼現在很多人「未老先衰」？是因為他們雖然年輕，但微循環瘀堵的程度卻很嚴重。

那麼，怎麼知道自己有沒有瘀堵呢？瘀堵又是怎麼形成的呢？又該如何把它的症狀消除呢？

你的身體有沒有哪個部位感到疼痛？疼痛就是瘀堵的表現。你怎麼處理自己不停出現的疼痛呢？經絡或者血液循環不通不暢，所表現出來的最典型的症狀就是因為瘀堵而產生疼痛，正所謂「通則不痛，痛則不通」。很多人最害怕疼痛，為了急於治療疼痛，用大量的止痛藥，但是，當不痛時，該部位的疾病真的治好了嗎？

重點是：我們應該懼怕的不是痛，而是不痛。當感覺不到痛了，隨之而來的是麻、木、涼，或是更嚴重的瘀堵。

只有把經絡徹底打通了，才是解決疼痛的最根本的辦法，而且這是消除隱患的根本辦法。

　　當我的動療法讓你的病灶部位產生了些許的變化，或是原來疾病處產生疼痛，是好事，大多數是「氣攻病灶」的反應，證明你身體該處有堵塞病灶，血液循環還沒徹底堵死，身體在自救，在衝擊「瘀堵」。通過我的方法，達到「通則不痛」。

青春策略

　　我最近傳授的「祛邪升陽動療法」，當時馬上產生的反應就是初冬時節身發熱，濁汗流，大家驚喜連連，多年閉塞的氣結點和經脈突然電流般的打通了！只需要兩分鐘溫和的動作，熱氣便灌注全身和手腳！因為人體微循環運作順暢起來了，這就是隨著全身經絡暢通，氣血運行啟動微循環的正常功能。可以達到抗老回春延壽功能的微循環系統，如同人體的小宇宙，與大自然大宇宙的規律一樣運作不息！

《黃帝內經》的長壽法則

關於長壽，《黃帝內經》中有論述。當中的《上古天真論》對黃帝的記載是：「生而神靈，弱而能言，幼而徇齊，長而敦敏，成而登天。」說黃帝生來很聰明，在幼年的時候就口齒伶俐，思維敏捷，長大了以後，為人很忠厚，做事又勤奮，以後他就成了天子。黃帝很好學，所以養了一些養生顧問，常常向他們請教。

歧伯天師在回答黃帝關於如何長壽百歲時說：「上古之人，其知道者，法於陰陽，和於術數，食飲有節，起居有常，不妄作勞，故能形與神俱，而盡終其天年，度百歲乃去。今時之人不然也，以酒為漿，以妄為常，醉以入房，以欲入房，以欲竭其精，以耗散其真，不知持滿，不時御神，務快其心，逆於生樂，起居無常，故半百而衰也。」這段文字的意思是說：上古知道養生之道的人，能夠按照客觀規律安排生活，養生之法就是法於陰陽，讓自身的陰陽保持平衡（元氣為陽，血、液為陰），飲食上也要有節制，在起居作息上同樣要有規律。如此，人的外形和體內的元氣就得到了養頤，所以懂得養生之道的人能活到百歲。而如今的人，對身體之恙，不以

為然，飲食無度，醉酒行房，為所欲為，無節制地耗散先天之精氣（性慾無度就是在消耗生命的本源，節制性慾，固精保氣，為養生之道），也不顧身體的狀況，過分使用精力，滿足一時之快，尋歡作樂的方式都是有悖於養生之道的，所以到了五十歲便提前衰老了。怎麼辦？要不要改善？以什麼方法和理論依據來改善？

我所主張的整體健康管理學，都是按照《黃帝內經》的老祖訓而編創的養生法則，讓我們來細解其中的四句養生長壽經典：

第一重要法則：法於陰陽

如果一個人能夠終其天年，生命的陰陽運動節律一定與宇宙天地的運動變化規律相一致，讓自己的形體和心神健全、氣血充盈。

陰陽是天地發展變化的根源，中醫認為，有病就是陰陽不和，怎麼治病？調和陰陽就是治病。陰陽裡面有非常深刻的含義，反映了宇宙萬物的本質規律，也反映了人體生命的本質規律。

第二法則：和於術數

所謂術數，就是方法和技能要符合養生的策略。我們每個方法都要達到疏通經絡，調和五臟六腑氣血，祛除身體裡面的濁、毒、病氣、邪氣，以達到正氣充實，正氣滿滿。在正邪二氣相爭的這個情況下，充實飽滿我們的正能量。「和於術數」四個字當中，最重要的還是「和」，要跟大自然和，跟社會和，跟人和，跟自己的形體與精神和。和諧的團隊，會產生共振頻率的效應。

第三法則：飲食有節

飲食不能單一，暴飲暴食、大魚大肉、酒足飯飽，都屬於不節制。我進行了長達三年的食療空中講座，參加者包括海峽兩岸暨香港、澳洲、美國、巴西、新加坡、馬來西亞等地學員。我研發了九種養生功能包和健康飲料，用飲食健康回春法，袪病回春效果相當顯著。在三十年前研發的辟穀食氣法，減肥排毒效果驚人，這也是按照《黃帝內經》「真人辟穀食氣」為理論而編創的。

第四法則：起居有常

清晨要早起，呼吸新鮮空氣，晚上十點以前休息，養成良好作息規律，對於身體健康非常重要。不能讓身體過於疲勞透支，經常熬夜會造成人體內生物鐘紊亂、內分泌失調、神經衰弱等疾病。

青春策略

我編創的能量療法，每一個招式都是對陰陽進行調節，以天人相應、法於自然為原則。我們身體有陰就有陽，疾病的原因大多是因為陰陽失調、缺乏陽氣，以及陰陽顛倒造成的。用太極八卦，使陰陽轉換，達否極泰來，衰老便可以延緩，壽命便可以接續。因此，我編創了「扭轉大乾坤法」，就是從改變陰陽偏衰入手，採用了「陽中求陰，陰中求陽」的治療大法則。讓修練者的外形和體內的元氣得到了養頤，自然青春抗衰，延年益壽。

第十八章

殘弱父母享盡天年

折不斷的蘆葦：
感恩百歲母親

今天是二〇二二年七月七日，八十五年前，日本在蘆溝橋發動了「七七事變」。

母親在那一天的戰火下失去了一條腿。那一年她才十九歲，舅舅冒著戰火抱回了她。奄奄一息的生命，因父親的堅持迎娶和無微不至的愛，兩個人攜手七十五年，雙雙越過了數次死亡線。母親以頑強的毅力，殘肢支撐著活到足百歲。

自幼年起，我的世界裡，沒有嬉笑玩耍，從來沒有全家出外就餐、旅遊、運動、娛樂，看到的，只是母親與病魔對抗時流露的掙扎痛苦，心裡常擔憂著不知哪一天，我和弟弟妹妹們成了孤兒……

母親不良於行，但是她每天醒來必禱告，感恩上帝給她又一天的生命。母親是極度渴望健康的，因為她承擔著作為四個孩子的母親的職責，還必須承擔起全家六口健康的責任。

母親雖然無數次與死神擦肩而過，不能起床運動，按我為她建議的坐臥養生法，她竟然能堅持六十年，每晨必修，床上靜功和八段錦的功課也一定規矩的完成才下床。

幾十年前我曾教她一招美容秘訣——洗臉後拍打按摩面部穴道，我自己並未堅持，現在只要思念她，就還能聽到洗手間裡傳出母親劈劈啪啪地拍打面部的聲音。

母親一直到百歲，耳聰目明、思維敏捷、頭髮濃密、牙齒堅固，面部光潤，沒有老年斑，比一般的老人年輕至少二十歲。母親雖然行動不便，但只要有時間就用力蹬腿，所以，健肢肌肉發達，九十歲時仍然不萎縮，一條腿美麗而強壯的支撐著走路。

她以病魔和痛苦為代價，展現抗病自癒力，讓我見識到越過死亡線的奇蹟，更看到老樹接新枝的傳奇。

母親在晚年，將自己的經歷錄音記下來，由我幫她寫成書。發行量高達三萬冊，用於慈善事業。她和父親應美國一個播送福音節目的電視台邀請，接受了一系列的專訪。她真心地感謝上帝的恩典，激勵那些在生命中遇到困難的人們，並用她的事來告訴我們：凡事相信，凡事盼望，凡事榮耀歸主名，凡事皆有可能！

我親愛的偉大的母親，您永遠是我的明燈、眼前的光。

我已經看到您和父親在極樂世界的天堂，牽手散步奔跑，遊歷宇宙，並且眷顧著您們的子孫，造福萬世芬芳。

青春策略

緬懷母親之際，以此文紀念她。看一位多病殘障女子，如何得以盡享天年，並希望她的經歷能夠鼓勵到一生都在病痛中掙扎的人們。

感恩母親為我做了與病魔搏鬥最好的示範；

感恩母親為我做了死裡復活長壽的典範；

感恩母親讓我從小就體會了健康的意義；

感恩母親讓我立下治病救人的偉大理想。

女兒我和您的孫輩、曾孫輩，都繼承您堅忍不拔的精神。如今，我們在全球各地，已經幫助了超過四十萬人找回健康。願您在天之靈，得到欣慰！

父親長壽的秘訣（一）

什麼樣的人能長壽？我對於長壽的探索，已經有五十多年了。在世界各地，只要發現長壽老人，我便特別去尋找，探索他們的秘訣，因此我發現了很多有利於長壽的秘訣。

其實，近在身邊的父親，就是長壽的最好榜樣。在養生上，我受父親影響很大，在此將他獨特的養生之道、父母長壽的經驗，披露公開。祝天下父母都長壽！

父親演繹了如何續命的傳奇

我父親二十一歲患有晚期肺結核，當時生命垂危，被隔離住在深山療養院。療養院當中有八成人都被抬出去埋葬了。許多年以後，他七十四歲高齡，又在美國被診斷患肺癌。

父親奇蹟般兩次越過死亡，健康活至近百歲，並無疾而終。臨終時相貌仍然如同六十歲。他一直到九十六歲，看報紙都不用戴眼鏡，沒有老人斑，面部皮膚紅潤，沒有皺紋。每天還可以在運動房

的健身器材上鍛煉一小時，生活上完全自理，每年的健康檢查完全正常，美國的醫生說他的內臟功能相當於五十歲的人，因此視之為奇蹟。

父親從三十四歲開始自創太極三十六式及床上地上八段錦。堅持練功六十餘年，延年益壽效果是肯定的。除此之外，他中年以後無病無痛，連感冒也未曾有，沒有吃過任何西藥和任何保養品。他的長壽不僅是活得久，而且是活得好，活得輕鬆快樂。

為善者壽，德高增壽

父親生於一九一六年，無疾而終，享年虛歲剛好百歲。父親是我「德」的典範，在他身上有人性最閃光的特質：智慧、正直、善良、謙和、助人為樂，在宗教信仰上有奉獻。

我在父親的身上，另外看到的最閃光二字是「堅持」。

父親是著名羊毛紡織企業家族中最英俊的公子。他堅定不移地娶了十九歲的殘妻，兩人一生恩愛，如膠似漆牽手七十八年，做了「家和萬事興」的最好示範。他對母親愛得深厚，無論燈紅柳綠的花花世界，還是富有優渥的生活，都不為所動，也從不碰煙酒，聲色場所不涉，一生如一日地堅持堅守愛護，絕非一般人可以做到的。

他練太極拳也堅持了六十年，絕不怠惰。

父親不僅僅是我為人「養德」的最好典範，更是「為善能增壽」的最好典範。

在外人眼中，我的父親相貌比母親年輕，身材又帥氣，每天他用輪椅推著母親去公園練功，公園保安員讚美說：「現在很少見到如此孝順的兒子了！」

母親說：「他是我的老伴兒呀！」

從此傳為佳話，每天的保安員都會遠遠地以敬禮迎接我的父母。

化腐朽為神奇

父親在美國被診斷患肺癌時，全家不敢告訴他患癌的實情。在母親抱著我們兄弟姐妹四人哭泣時，作為長女，我斷然決定：採取保守療法，不做放射治療、化學治療，不讓父親臨終受苦。我們相信神的救恩，也相信父親的堅毅會逆轉生機。我認真安排了父親的抗癌策略：

一、練功和鍛煉不能停，反而要加強。因為只有這樣才能讓身體的自癒力更大的發揮。我哄著老爸說：「老爸，你要把全部的太極拳交給我喲，我要好好向你學啊！」我重拾太極拳，陪伴他打，打兩遍之後，給他拍後胸，逼他咳出濃痰。每日早晚兩次用鼻管洗鼻及喉嚨排痰。我深知：痰為百病之首，百毒之首。

二、給他戴上計步器，每日不完成一萬步，不能上床睡覺。

三、設置家庭健身房，添置按摩椅、腳底排毒器、腳底按摩器、泡湯器等。

四、每天按我開的中藥方煎藥，早晚服用兩大碗。

五、全家人的飯桌上再也沒有油膩、辛辣的食物和海鮮。

六、給父親用蔬菜打汁，一杯深綠，一杯深紅。爸爸表示不好喝，可是我告訴他，良藥苦口，這是超強抗癌抗氧化的羽衣甘藍菜和紅菜頭啊！

奇蹟發生了！

母親每天早上必坐著殘障輪椅，在我家後院一棵鬱鬱葱葱的

大松樹下，哭著向天禱告。奇怪的事情發生了：那棵百年的蒼天松樹，本來枝葉茂盛，突然莫名其妙的莖葉枯萎了，老樹幹上大量地流淌汁液，似眼淚，不久，樹竟然死亡了！母親認為這是不祥之兆，更覺不安。轉年，陪父親去身體檢查，竟然發現癌腫瘤消失了！醫生非常驚訝地說：「簡直是不可思議！」更說他的生理年齡只有六十歲，頭髮、皮膚、思維·視力、機體功能等方面，遠遠優於同齡人，他的所有各項指標，如精神狀態、記憶力、睡眠、食慾等，均處於遠超同齡老人的狀態。父親就是化腐朽為神奇，將生命逆轉青春的導師。他一生體貼入微地照顧妻子，令我的殘母，也享盡天年至百歲。他活得久，活得輕鬆，沒有躺在病床上受疾病之苦，沒有給兒女一點麻煩，達到《黃帝內經》中描述的最高境界：「享盡天年，無疾而終」，真是一位健康地長壽的典範。

青春策略

我曾遊歷一百三十三個國家，將世界看成大課堂。學習和探索，滋養了我的身心靈，充滿了全球養生的知識和智慧。在美國時，我每天到健身房去鍛煉，同時觀察西方人的各種健身器材，以及其對於健身的作用。後來我更發現了健身族最愛的羽衣甘藍菜汁。也有一次，在印度拜訪瑜伽高手，從一個頭髮長過腰部的百歲人瑞身上，學到了辟穀術和口鼻排毒法。又有一次，在德國自然療法研究所邀請我去做科學研究時，我參加了紅菜頭汁實驗，在高倍顯微鏡下，驚喜地看到了它確實能改變血液中白細胞吞噬癌細胞的活力。

父親長壽的秘訣（二）

父親是實戰得勝的養生家。他有一套獨特的養生之道，就是他一生堅守的「快慢四字訣」。

我認為，他的長壽與日常生活習性中堅持四個「快和慢」有關係。

第一個：起得慢，睡得快；

第二個：吃得慢，排得快；

第三個：心跳慢，思維快；

第四個：呼吸慢，走路快。

抗衰長壽「四快」訣

一、走路快

我的父親走路快如風，我總是跟不上他的腳步。他笑：「快！超過我！人老先老腿，你要在腿力上加強！」

我傳承了這個快字訣，主張「坐如鐘，行如風」。平時幹什麼事時，即使在屋內走動，也快走。每次與學員一起，我都是快步踮起腳跟走在最前面，因為我相信「快步」對身體有益。步速快則會提高體內高密度脂蛋白，也就是好蛋白的水平，保護心臟，能讓人更長壽。

《黃帝內經》中寫道：「足血盈則身心健」。腳是人體第二個心臟，因為血液從心臟輸送到全身，當血液流向下半身時，再透過下肢幫忙把血液傳回心臟。步態是指走路或跑步前進的姿態。走路的步態，不僅會影響到你的身材、體態的外觀，而且還會預示你的健康狀況。

二、反應快

反應速度快的人更長壽。父親研究心算，著書立說。他去購物，總是未等收銀員用計算器，他早已心算完畢，將錢如數放在收銀台上。

英國醫學研究理事會的研究證明，與血壓、鍛煉水平等因素相比，思維反應速度是健康長壽更好的「風向標」。若沒有老年痴呆症等影響大腦功能的疾病，長壽的機率會較高。

動作反應快的人應該更長壽。身手敏捷，說明平衡力等運動能力好，會較少因為跌倒而引起意外損傷。相反，反應遲鈍，行動遲緩的人，比反應快的人過早死亡的危險高兩倍。父親為保證大腦靈活，每日不停地學習，寫書法作詩；為鍛煉手指，打算盤，揉健身球，以鍛煉思考的控制力，故沒有老年痴呆。

三、大便快

要想長壽，各個系統要「運轉」正常。排泄系統是健康的重要標準，父親一生不但沒有便秘，大便質量還似少年般的好。每日準時七點如廁，排出七條黃金之後，報告母親來觀賞，兩人哈哈大笑。這反映出他的飲食習慣良好，大便順暢，腸蠕動好，沒有肛腸疾病；消化系統運作正常。更因為一生不吃西藥，血液潔淨，沒有宿便毒素堆積。所以，直至晚年，他始終滿面紅光，皮膚少有皺紋，無老人斑。

四、入睡快

入睡慢的人會覺得疲倦，影響記憶力、抗病能力，或是出現心理問題。

父親入睡快，晚上禱告感恩無雜念立即安睡。據他說一輩子只有極少幾次夢，他會向我們詳細描繪寥寥可數的幾個夢境，似乎都有神助的情節。這是擁有充足而高質量的睡眠的表現，說明他進入了深睡眠狀態，這是他養生保健的一個重要法寶。

這件事至今我仍久思不得其解，但是他一輩子沒有感冒，是真真確確的。

入睡快，讓他每日精力充沛，每日清晨起來，就身心喜樂，充滿活力，高高興興地去練拳，口裡哼著小曲，準備豐富的早餐。他的生活不是神仙，是勝似神仙。

發揮「慢」的凍齡魔力

一、慢食

當今世界開始流行「慢食主義」，有一個新的飲食風潮叫做「國際慢餐協會」，成立後，遍及四十五個國家和地區，竟然讓慢餐變成了一種健康時尚！

我在幼年時，已經從父親身邊看到了他非常講究吃飯速度。每頓飯至少吃半小時以上。不但如此，他一生堅持定時定量，再好吃的水餃，他也定量吃。只見他一面吃，一面搬動左手指計算數字，多年如此。有時候我們看見爸爸在桌子下面計數的手，就開玩笑地說：「誰又在掐指算命呢？」他笑咪咪地說：「你們不要胡吃海塞，上天準備的東西對每個人都是定量的，你狼吞虎嚥的吃了，把自己的胃當成口袋，早晚會生病。」

所謂「病從口入」，不僅僅是講究吃的東西是什麼質量，還包括了重要的一點就是要慢慢吃，這一件事是很重要的。我在以長壽著稱的地中海地區旅遊中，發現地中海飲食的特點之一，就是在浪漫風情舒服的環境中，享受慢慢吃慢慢飲，這也已成為當地人的長壽秘訣之一。

仔細分析下，父親的慢食好處是有醫學根據的。細嚼慢嚥可以增加唾液的分泌量，有助於其與食物的充分混合，增進消化吸收。此外，慢慢吃飯能緩解工作的緊張壓力、焦慮的情緒；多花些時間咀嚼食物，還可以鍛煉面部肌肉，減少皺紋。所以，想長壽，就要慢點吃飯。

二、心跳慢

我依長壽動物的生存習性，編創了五禽戲和龜壽養生法，就是依據龜的習性，從而使研習者達到延長壽命的效果。

為什麼龜能活百歲，有些動物卻只有幾年，甚至更短的壽命？所有動物（包括人類）壽命的長短與心跳的快慢成反比，也就是說，你的心跳越快，壽命越短。龜心跳每分鐘二十次，因而長壽；老鼠的心跳達到每分鐘五百至六百次，所以壽命很短。

我父親常常測量自己的心跳，從來都保持在低位數字，他一生沒有高血壓，沒有心臟不舒服，沒有老年慢性病，甚至沒有聽到他講過哪裡疼痛，他的長壽，乃是名副其實的健康長壽，故而無疾而終，是我們每個活著的人，應該達成的終極夢想。

三、起床慢和呼吸慢

父親每天早晨準時醒來，卻不急於起床，而是和母親一起練習床上八段錦，尤其是訓練腹式呼吸和慢呼吸。一般成人的呼吸，在不運動的情況下，大部分人是十六次到十八次，老年人呼吸頻率超過二十四次。如果到了四十次那就很危險了。呼吸是人的最基礎的生存功能，但是呼吸並不單純。呼吸表面上看起來是人的肺和氣管的事情，但實際上關乎到人的心臟、血管、大腦和全身。氣功和瑜伽都講究深長而緩慢的呼吸。每分鐘四次到十次為緩慢。將呼吸調節為深長和緩慢，並不是為了多呼一些二氧化碳和多吸一些氧氣，而是為了改善靜脈的回流，提升了心臟血液的輸出量。慢呼慢吸還可以改變焦慮和失眠症。

青春策略

　　父母多年維持慢生活。人的慢生活從慢呼吸開始。這是一個被很多人遺忘了的長壽密碼呀！我學習並繼承了父親的四快四慢延壽標準，從七十古稀之後，長期注意監測自己的心跳和呼吸，將平常人每分鐘呼吸十六至十八下，調節為每四十五秒呼吸一下，以改善靜脈的回流，提升心臟大腦的血流量，發揮「慢」的凍齡魔力。為了活得更久，你不妨試試看。

附錄一：疫情下的奇蹟

二〇二二年五月二十二日講課：《開篇語》

　　我們生長中的環境因素很重要，以冠狀病毒侵襲全球大環境來說，可以看到環境因素對健康和生命的重大影響。在這樣的大環境當中，全球五十五億人感染，六百五十萬人死亡，病毒一次又一次的變異。值得欣慰的是，在這場人類歷史空前大浩劫來臨之前，有一天突然收到上天給我的明確的預感，遂在二〇二〇年一月，在五百名學員的、名為「仙人指路」的社交群組中講庚子之災，講古人預言書《推背圖》，講逃離大災難的方法……最初，大多數人認為無所謂，是不是真的啊？這是危言聳聽、駭人聽聞吧？更有眾多人自我安慰對我說：「不要驚，再有半年天氣一熱，病毒就會結束了。」我早已經退修二十年，過著自主生命的返璞歸真生活。當我用超覺意識感應到這場危機將對人類造成重大危機，年邁的心決定付出，以愛的力量承擔愛的責任。在這種惡劣的環境裡，開始並

持續了長達三年的食療教育課程，以對抗惡環境。從增加免疫力著手，不出去外食，創造了養生飲食送到學員的餐桌上。因為我深深的體會到，對付來自全球大環境的變異，光是醫療手段是遠遠不夠的，我才會千方百計的為大家研發了這些排毒、抗發炎、抗氧化、抗自由基的食療。從整體五療的角度來改變我們的身心。我們所有人都懷著感恩的心，打開養生包，吃得開心，吃得放心，吃得安全。每當吃的時候，以及每次聽課的時候，覺得健康青春有依靠，每天都在進步當中，滿滿的正能量讓身心靈常處於輕鬆、喜樂的狀態，這正是最美好的心療！真的不負眾望，病者痊癒，老者回春，喜訊頻傳，在全球惡劣的大環境下，我們成了逆環境成長的青春寶貝。而這些讓大家走向喜樂、健康、超凡的人生路的優質飲食包，由選食材、物色工廠、包裝、運輸，以至送到大家的餐桌上，過程中困難重重，卻又像奇蹟一樣都一一解決了！以下便是學員的見證：

學員當日課堂接龍速寫心得見證

奇蹟一：上年如奇蹟般，回想起來不知為何被選中踏上澳洲之路。遇上大師媽咪，實在太奇妙了，人一生若能遇到一位高人，已經是莫大福運！大師媽咪的大愛，對子女們無微不至，在疫情時為我們在澳洲訂製養生功能包，澳洲獨特燕麥、健康功能飲料……一切一切都是顧及我們的健康為首要，更加為我們上課，教導如何進食，怎樣做到通、排、調、補。這一年是奇蹟之年，有大師媽咪的護蔭下，什麼事也變成奇蹟。所以我們不恐懼，不抱怨，積極面對。大師媽咪我愛您，敬您，重您！期待未來我們與您在澳洲相見，是我心中的願望。

奇蹟二：我的開悟從去年「Double 20」澳洲之旅回來後開始。本性固執堅持的我，學會了寬恕容忍和欣賞包容別人，我的內心世界變得平靜又美麗。沒有什麼事情令我難過和難受，也不容易生氣，學會包容，甚至欣賞別人的缺點，讚美自己的改變，愛自己，感受到開心就是如此的簡單！

奇蹟三：五年多來練媽咪上乘的蓮花掌，令我身體體質改變。加上食療及心療課程，我活出健康，變得美麗，不怕衰老，每天開開心心走超凡的路。我驕傲的向媽咪說：我做到了，並會堅持下去，因為我「相信」您。愛您。

奇蹟四：相信與體驗是很重要，無論在身心靈，都是要經得起考驗。多得大師的不斷求真求正，讓我們好舒服地享用健康美食，實在是我們的福分。

奇蹟五：每天都感到有一股暖流湧到心頭，是大師媽咪的超能量保護著我們。

奇蹟六：上天引領，由澳洲貿易發展局推介的飲品工廠，開辦人竟是營養學和心理學雙博士，惺惺相惜，共同研究食療教材，把課程完整的送到我們家裡。

奇蹟七：在食療課程由研發，測試，食評，採購，同修們訂購，下單，運送，分貨到提取，一直有重重的阻攔及困難，但最後都一一打破，順利送到我們口中，溫暖無比。

奇蹟八：大師媽咪的食療課程，一呼百應，所有食材，工廠都答應按著大師媽咪的配方開發，並新鮮特造，連夜趕製，確保營養和新鮮度！

奇蹟九：在疫情下面對糧食危機，很多地方缺糧，糧荒或是環境變異食物質素變差，但在媽咪的引領下我們食到最有營養價值，最優質食材，讓我們能在世界混亂當中得到最強保護網！

奇蹟十：從大師媽咪身上，我看到了大愛付出的不凡力量，學到了心療是一切煩惱問題的解藥，享受每天修練神元功的身心靜淨，期待感悟和開啓心中蓮花，加上食療選擇的智慧，我不再害怕生老病苦，心中時常喜樂感恩！

奇蹟十一：一向都是瘦削身形的我可以被分配到倉裡工作，這個肯定是雲門食療的效果及大師媽咪的加持！

奇續十二：大師的愛傳給了同修創造了美味的食物，漂亮的食物，很多花樣十分養眼，我們開始學會了飲食的藝術，真的獲益不少，感恩！

奇蹟十三：大師為大家的補給一次又一次的適時到達我們家，受惠給每個人及其家人。感謝加感恩，我們的福氣。

奇蹟十四：世上獨一無二，大師超級秘方的「羽衣甘藍」蛋糕 Kale Muffin，動用及收購全昆士蘭州一年只有一造的羽衣甘藍作材料，剛好滿足我們的教材需求。想多要就得等一年了……

奇蹟十五：「知天意順天行」，各地籌備組及小組長誓師，自願付出，臥虎藏龍，各顯神通，從食材登記、收款、入口報關、倉庫提供、組織食材分派，完美圓滿，滴水不漏的完成。

奇蹟十六：從大師身上學會要以愛對待所有人包括待你不好的人。今年我身體力行去嘗試，奇蹟地收到身邊的人對我說感謝及謝謝我教導而令她們身心得到快樂。我自己把二十幾年一路在我心中不愉快事情都慢慢消失而得到快樂，心情輕鬆愉快，我身邊家人及同事都感受到我越來越開心。

奇蹟十七：由澳洲籌備組籌辦大家所需數量完美無缺，再因澳洲天氣太熱情況下能有上天助力調配冷櫃，數量也是完美吻合，一箱都不能多，真的再次顯現奇蹟。

奇蹟十八：疫情越來越嚴重，但感恩自己、家人、朋友，以及各位同修弟兄、姐妹，大家都安然度過，每天的練功，再加上收到這樣的寶貴食物，已經足夠防備病毒入侵，真的要好好保護自己身體。

奇蹟十九：雲門超凡出品是最佳養生、養心之補品！感謝大師和有份付出的同修們在過去一年的辛勞。感恩有你們！

奇蹟二十：疫情嚴重，延誤貨運期，熱辣辣的天氣隨時會影響食材品質。幸而奇蹟發生，貨櫃得以轉換為冷凍櫃，保持食材最佳狀態，一切順應天意而行，貨品不遲不早在二十一日冬至來臨，籌備組快手快腳在二十三日趕及派送，夏病冬治，珍貴的紫金成為我們上下一家最幸福的聖誕禮物。

奇蹟二十一：在全球疫情下，糧食供應開始緊張，食品價格不斷上升，單單燕麥的價格在短短數月已經增加了百分之二十五以上，而大師媽咪仍以網站原價為我們訂購，包括運到香港的費用，實在感恩，讓我們省了不少啊！

奇蹟二十二：在全球疫情下，貨櫃難求，費用飆升，更遇上澳洲四十度的炎夏，想想我們的燕麥及飲料怎能在碼頭呆等，正當我們在擔心之際，廠方就問你要轉用冷櫃寄運嗎？就只剩下一隻冷櫃，上天都為我們做了最好的安排！你們可知，我們的燕麥及飲料最後進入冷櫃，還在碼頭苦苦等了十多天才起航，如果不是媽咪的神算，當機立斷安排凍櫃，那我們的燕麥及飲料就不堪設想了！

奇蹟二十三：我們不需要食山珍海錯，不需喝什麼大補酒，只要跟著媽咪的「通、排、調、補」四重奏食材，每天簡單食用，身體便漸漸地遠離病苦，對病毒產生了抵抗力。食療群裡的每一個人都蒙恩的，幸福的。

奇蹟二十四：我們台灣同學必須盛讚香港的所有同修們，僅香港的食療差不多兩百餘人，每次的訂購、收款、取貨等很多很多的工作，在緊絀的時間內，都得到你們的積極配合及完成，讓我感受到在媽咪的大愛下，大家團結一致的力量，就像一個大家庭，一個充滿奇蹟的大家庭！

奇蹟二十五：大師媽咪常說「氣和萬事興」，讓我感受至深，我們香港的團隊真的是超級無敵的！在香港籌備組、組長及有強力臂彎的男師兄通力合作、群策群力下，短短三日時間(其實只用了不

足二十四小時）將十板貨，分配好及安排好速遞送貨，讓我每次都非常感動及感恩！

奇蹟二十六：大師媽咪常說「知天意，順天行」。二〇一九年尾我媽媽開始發病，後來疫情開始嚴重，媽媽離開了，明白上天的安排，讓媽媽不要受疫情的困苦，作為子女的，不用為母親的病而擔心，不能探望，束手無策。在喪親痛楚之中賜給我大師媽咪，讓我有所依靠，得到呵護和溫暖，像雛鳥般張開嘴，媽咪就送上食物。感恩上天對我的眷顧，悉心的安排，讓我跟著大師媽咪走向喜樂、健康、超凡的人生路。大師媽咪，感謝您的帶領，感恩有您！

奇蹟二十七： 正如大師所教導，心療很重要。「人之初，性本善」，人與生俱來，本來就是善良的，但可惜現今的人，被種種慾望所牽引著，只為一己利益，忘記本質，忘記了愛。

現代人太需要像大師這樣的明師引領，先有覺悟，擺脫種種慾念追求，才能回歸恬淡虛無。再以愛的一念付出，生命才活得精彩有價值。

奇蹟二十八：大師的課，有如醍醐灌頂。很開心能夠參加高雲師祖的八十歲壽宴。現場看到師祖還能夠穿上三十年前的衣服，穿著高跟鞋健步如飛，以及舞出活潑亮麗的姿態，真是太難以置信了！聽到她的經歷和八旬後的目標，令我莫名的感動。

奇蹟二十九：時常保持良好心情及用正面樂觀心態看待當前疫情，發覺自己的越安定，就越可以減輕焦慮和不安的情緒，越可以克服和戰勝負面的思想，越可以成功釋放生活和人際關係上帶來的

壓力。深覺自己運氣不斷提升，奇蹟不斷發生。

奇蹟三十：食療和氣療的雙重奏下，我的轉念能力更強，思想靈活性更高，通過「以愛贏愛，以敬贏敬」的生活鍛煉，許多時候在沒有預期下，獲得上天給予的驚喜！

奇蹟三十一：我是台灣團隊成員邱秀穎，我全家和我哥嫂一家都在吃大師媽咪的養生包。自從吃了養生包，我瘦了七公斤，從六十四公斤降至五十七公斤。我們一家持續吃養生包，每週一箱，效果甚好！

奇蹟三十二：我是邱秀穎的哥哥。今天興奮地公開我的身體檢查報告：這兩年因食用大師媽咪的養生包，長期困擾著我、過高的膽固醇指數漸漸下降了，真是奇蹟！

附錄二：大師金句集錄（恩師甘露）

　　一、上天恩賜人類神奇養命食物，只不過，你甚至不知道它們的存在，不知道如何享用這些恩物，從而吃出健康和美麗。

　　二、疫情持續升溫，我向澳洲政府食管局求助，找到澳洲最棒的工廠，開始創造代餐，為你們備糧備荒。如今，你們感受到了當下的美味和方便，因禍得福，喜樂享受獨一無二的美食，吃出悟性，健康日進，乃是你我的福報。感恩上天賜我無限的靈力和功力助人，願凡我所做的，蒙天父的喜悅！

　　三、飲食革命，造就了一群以食為養、以食為樂的美食人才。吃出健康，吃出青春，你收穫，我快樂！

　　四、人的外貌就是你的風水。你們的塑身和皮膚亮麗變化如此快速，真讓我開心！我要打造一個逆轉生命、永不衰老的青春永駐

團隊，將健康飲食進行到底！每天都比昨天年輕一點點。

五、人的生命是有層次的，你站在什麼層次，就在什麼高度。若從中醫角度說，健康有五大標準：

（一）精力充沛，說明你正能量充足；

（二）欣喜飲食，說明你飲食正確，能量吸收；

（三）排便順暢，說明你毒素不積累；

（四）睡眠香沉，說明你營養已經轉化為能量；

（五）思考正面，光明磊落。說明你心毒排除，生命磁場強大。

除了學術的標準，我堅持加兩條：活得超凡，有定力、有目標、有高度地活著；精神長相和體貌，比實際年紀年輕至少十歲，健康無病無痛。

六、知天意，順天昌，逆為仙，亂中治。我教授給你們一個生命的加減乘除算數公式：生理年齡用加法；外表衰老用減法；健康資本用乘法；疾病壓力用除法。

七、從你們中間，我看到了充滿愛心和善良的可愛的一群人，也悟出了付出善良的法則：有感恩的善良，才是真善良；有正念的善良，才是真愛心；有底線的愛心，才是真智慧！與你們共勉之。

八、疫情困難中，致本群同修共勉之：擁有了八顆心，方為成功一生無愧於心：

（一）愛心，以愛贏愛，以德服人，不計得失；

（二）虛心，以敬贏敬，謙虛謹言，低調做人；

（三）良心，不忘人恩，飲水思源，尊師重道；

（四）誠心，以誠相待，不造口業，以德報怨；

（五）清心，靜淨修為，不撿煩惱，心靈寧靜；

（六）信心，積極學習，積極提升，積正能量；

（七）專心，選定方向，不受控制，不被干擾；

（八）寬心，人生道路，學會選擇，懂得放棄。

九、凡，目標正確了，一切便都對了。凡，目的錯誤了，一切便是枉然。人生不是贏在起跑點，而是贏在轉折點。

十、請謹記：正念、正能量、正氣、愛的福報。正念能夠產生空間磁場的力量，正能量和宇宙之間也能產生互動。當你心靈的正能量，與整個宇宙的正能量產生共振，便可以大幅度增加你的正氣。養生飲食，就是愛的回饋和愛的福報。若是沒有正念的能源，就沒有它們的產生。

十一、當飲食成為藝術，當進食成了快樂，就是人生的一種高級境界。而當這盤富含白藜蘆醇的爆漿莓果拼盤，用在上午十時，就是最恰當不過的減肥、美容、養生妙方。它不但是美好的感官享受，又可以恰當地激活你的塑身機制。

十二、營養治療不是輔助，而是慢性疾病最終的解決方案。如今，中國人終於發現並意識到全民早餐嚴重缺乏營養的通病，並將營養治療列為拯救健康的戰略。

十三、所有的福氣，都離不開古訓：一命（先天優勢＋天命），二運（善緣＋貴人相助），三風水（自己磁場的強弱），四積德（助人為本，積德惜福），五讀書（前瞻意識，學習充實）。

十四、自主生命必須靠五療。我五十餘年從事的是「整體健康管理學」，教育以醫療、動療、心療、食療、習律療養生，為達成讓眾生健康、青春、長壽的夢想！所以，今天，我仍然堅持呼籲：整體健康必須全方位五調。

十五、心療，以靜坐打通七輪和聲鉢，啟動身體能量的共鳴，以得到身心靈的和諧為心療；食療，以療癒補養排毒養顏為訣竅；達到藥補不如食補。動療，以陰陽平衡為準則，以增補元精、元氣、元神為手段；強身健體醫療，以根本改善細胞良性循環為良方；律療，順應宇宙大自然的規律，與天地共行。五療相生相濟，整體調節，才能活出高度，生命有廣度和深度，青春壽命有長度！

十六、想要活出生命的高度和長度，必須要有生命的廣度和深度。人，光活著是不夠的，我們需要通過整體健康管理，在疫情蔓延的非常時期，活得快樂而且超凡。繼「通、排、調、補」四重奏之後，新學期高級班，將進入「精、絕、美、化」高級班。讓我用「美顏、塑身、補氣、健腦」四大獨家食養秘訣，創造出讓你越吃越青春的食物；用八十不老的手，牽著你的手，帶給你今後若干年的美妙超凡生命！

十七、全人類，在用不好的生活方式和飲食慢性自殺。

十八、一次次創新，轉動四十年來環球遊歷飲食文化記憶，讓雲門食物不停游走，越吃越超凡，越來越精彩！一次次對產品挑剔，在於我們明白了，各種碳水化合物、蔬菜水果、營養素都有不同的層次，以及良莠不齊。

十九、民以食為天，藥補不如食補。好早餐，是補藥。懂得吃什麼才能療，懂得喝什麼才能補，這是養命的大學問。青春與壽命可以從舌尖上的智慧得到，以食防衰的第一健康攻略，便是每天堅持吃營養的早餐。

二十、人生就是一場覺悟之旅。今日一行人，探秘澳洲國家森林公園，了解旅遊景點，一路歡笑一路歌。走在高空吊橋上，想到當今人類壽命只有八十一歲。那麼在我這八十一歲的年華，該展現出什麼樣的風景呢？面朝天空的高雲，靈魂內吶喊：「八十一年艱苦歲月路，你賜給我三個值得：我很健康、我幫別人健康、我永遠走在通往健康的路上……」

二十一、在你們的眼中，這八十一歲的身材是完美的，因為那是內部健康的表徵。每個人都有幾面鏡子：你的身材、體形、臉部、手和腳、精氣神，都是你的鏡子，可以看見身體的秘密。

二十二、青春和年齡無關，每個年齡段，都可以展現不老風華。

二十三、現實的人生，就是向下滑一路衰老退化的路，如今你選擇了逆行走上坡路，雖然是糾結而艱困的，但卻值得我們拼盡全力。因為，上去了，你會看到更多美麗的風景，獲得不一樣的人生。上坡路，逆為仙，結下善緣，帶來運氣，積攢福氣，路越走越寬，人生品質將會越來越好。

二十四、世間有一種緣，是千百世修來的師徒之緣。每次空中相逢師徒的盛宴，是因為心中有個力量在牽引著，無形中緣分在作

用著。當你有一顆毫無保留地清淨之心存在時，隨時隨地，你的生命便能迅速成長開出美麗的花。

二十五、在全球疫情呈火箭式上升之際，超前意念，又一次在最關鍵的時刻，將精絕美化餐食，送入了你的家中。記得牛年初一，我祝福孩子們牛轉乾坤嗎？我們經歷了大疫情中，平安喜樂聽課，身心健康飛躍，好運連連。我們共同感受了多次天助神佑的奇蹟。見證了：養生的最高境界，是心想事成！當善念化成動力，讓動力化成念力，念力便化成超能量，有功德付出仁愛的心，必能行好運，得人助，一定有福報，天庇佑！

二十六、古語有云：「一飲一啄，莫非前定，皆有來因。」惜福惜緣，因果循環。虎年初四，用香氣四溢「精絕美化」五行餐，祝福大家虎年行大運。

二十七、生命在於覺悟！我從二十多歲就有了對生命意義的覺悟，人生最大的成就，是覺醒之後覺悟的執行力，這是衰病的轉機。當你覺悟到，人的生命只有一次，是長是短，是苦是樂，是衰老還是青春永駐，是庸庸碌碌還是有價值，成為別人需要的貴人，是平凡還是超凡，是豐富精彩還是貧窮無奈，是六十歲就疲憊不堪，還是八十歲還充滿活力，我們自主生命，一切全靠自己。善待生命吧，生命是可以管理的，衰老和疾病也是可以治療的，只要覺悟，就會活出精彩超凡的人生。

二十八、愛，讓生命有了創造。大愛，讓食物有了品味。做愛的代言人，善待自己每一餐，永遠不做發炎人！

附錄三：全球獨一無二的食療之授課隨筆「世界上有一種……」

有一種幸福

世上有一種幸福，叫做雲門整體健康。你的觀念，你的信仰，你的環境，你的同修，你的呼吸，你吃的食物，你的盼望，你的靜息與睡眠……都會影響你的磁場。這些氣場形成你的氣質、運氣和命運。雲門整體健康，為此而生。

我四十歲移民到美國，踏遍世界一百三十三國，尋找各地各族「以食為藥」的飲食，也驚嘆現代人類，竟在可悲可怕的飲食陷阱中，吃出疾病和提早衰亡。

從此以後，我四十年執著於整體五療健康法則，並以豐富多彩的「以食為養」，創造八十不老傳奇。這些年來，老驥伏櫪，志在千里，將青春不老秘訣公開，以獨創的食材傳授食療課程。

有一種幸福叫做擁有了獨一無二。一群人，從黑暗和孤獨中，感受到溫暖，看到光。在雲門健康大家庭中，空中共餐，傳達活出

超凡、青春長壽的秘密和生存的智慧。

有一種擔當

世上有一種擔當，叫做醫者仁心，把眾人的健康，當做自己的責任，皆盡所能給予幫助。二〇二〇年，當全球冠狀病毒肆虐時，我將對你們的擔憂，化為動力，為幾百個家庭進行食療。我執著於穿越時空，用大視角，審視有機健康美食，享受味覺的多化，讓你們坐在餐桌前，就有來自澳洲的三十年有機認證的安全食物。歐洲的黑麥、美國的蔓越莓、巴西的紫金、秘魯的瑪卡、功能燕麥粥、澳洲天然起司和頂級蔬菜冠軍羽衣甘藍，數之不盡。我將西醫營養學和中醫養生學進行一場前所未有的美妙融合，創造驚喜的風味之旅。你我有幸得到，並活出超凡的生命。

有一種執著

我執著於純淨的、有機的、天然的味道。

我執著於在同類食物中，選擇營養素價值最高的、潔淨天然無毒害的。若是市場沒有，就自己創造它。

我更執著於創造雲門美味傳奇。

有一種快樂

喜樂的心乃是良藥，憂傷的靈使骨枯乾。

快樂，是心靈得到療癒。從此，在大自然的風中，心靈得以釋放和感到自由。也有一種快樂是收獲喜悅，這是前所未有的美妙感

受。而最大的快樂是當你擁有了獨一無二的，並且從中受益健康和財富。

我用含豐富的三大快樂激素的食物和功法，讓你擁有腦內啡、多巴胺和血清素，從而療心並達致回春。

腦內啡：當你和家人有進食前的喜悅，練功後的喜悅，以及自己烹調擺盤的動作，漸漸養成了好的飲食習慣和練功習慣，都會增加快樂激素腦內啡。

多巴胺：鹹綠、澳洲功能燕麥粥和腸道還原的益生元飲料中，含豐富蛋白質、益生菌，使你感覺良好，時常感到感恩、幸福和幸運，大量產生快樂激素多巴胺。

血清素：能讓你的歸屬感和平安感大幅增加，培養正面情緒，睡眠、食慾、腸道消化力、腸排毒力、大腦學習慾望全面增加。

減肥塑身又不受約束的享受健康的美味，在綠色的浪漫飲食中，青春返還。

有一種愛

世上有一種愛，叫做大愛。愛，是這個世界的靈魂，是發自內心深處最自然美好的感情。大愛精神，是人的精神世界投射出來的正能量，無疆、主動給予、大慈大悲。

有愛的人，才能擁有正能量，從而行善、行孝於親人。在團隊中，表達出正能量的力量，願意關心、幫助、認同、鼓勵和呵護，展現超凡的能力和助人為樂的胸懷。

有一種真愛，叫做母愛。這是無私、無悔、無限的付出。

人與人之間最美好純真的感情，就是無條件的憐惜和關心。

我的食療系列，傳達了真愛的價值，詮釋了愛的意義。從研發

到你們享有，有神愛世人的奇蹟，更有得神佑助的故事，讓我有更多的新的認知和精神層面的升華。

　　讓我們一起，活出彩虹般精彩的人生。

編輯　　羅文懿

書名　　你可以不老——世人的抗衰寶典
著者　　高雲
出版　　三聯書店（香港）有限公司
　　　　香港北角英皇道 499 號北角工業大廈 20 樓
印刷　　美雅印刷製本有限公司
　　　　香港九龍觀塘榮業街 6 號 4 樓 A 座
發行　　香港聯合書刊物流有限公司
　　　　香港新界大埔汀麗路 36 號 3 字樓
版次　　2022 年 12 月香港第一版第一次印刷
規格　　16 開（170 毫米 x 240 毫米）304 面
國際書號　　ISBN 978-962-04-5118-8

三聯書店
http://jointpublishing.com

JPBooks.Plus
http://jpbooks.plus

「雲門超健康」
微信帳號

高雲辦公室：
datao@bigpond.net.au